U0142653

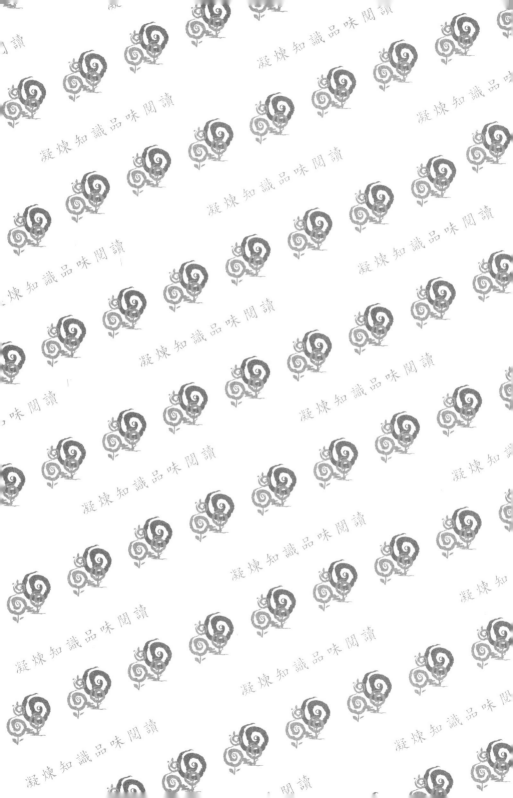

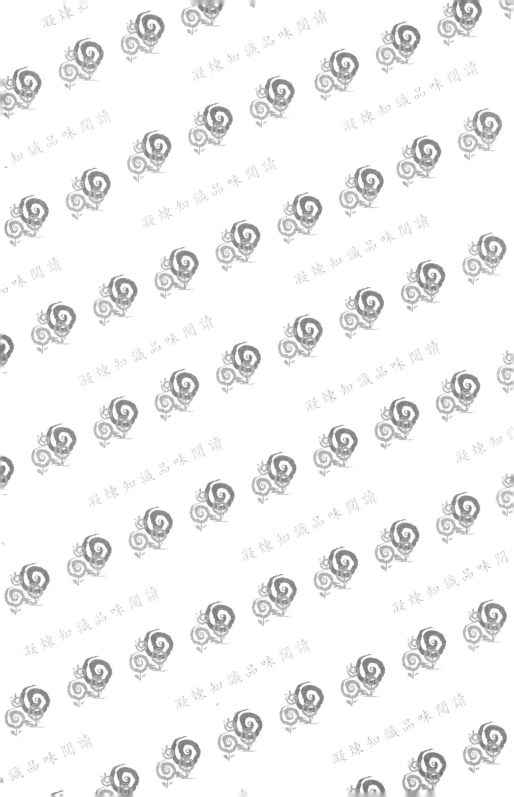

中醫護理

五南圖書出版公司 印行

葉美玲、許晴哲、陳靜修 ◆著

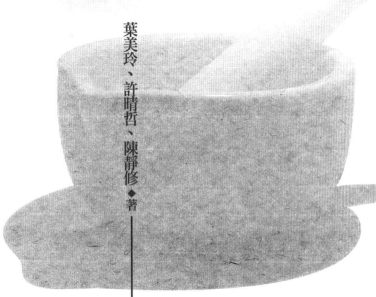

序

　　生活在二十一世紀中，健康不僅僅是不生病而已，而且還要達到生理、心理、心靈與社會適應良好的狀態。二十世紀時，世界衛生組織（World Health Organization, WHO）曾提出以初級健康照護（Primary Health Care）為全球衛生策略之重點，在西元 2000 年前達到人人享有健康（ Health for All by Year 2000 ）的目標。當時除了西方醫學醫療模式外，傳統醫學醫療模式也已被肯定為一重要健康照護模式，所以，世界衛生組織提倡在可能的適宜條件下，利用傳統醫學展開衛生保健。二十一世紀時，世界衛生組織的 2002～2005 年傳統醫藥全球策略，再次申明傳統醫學發展與品質提升的需要性。

　　一直以來，西方醫學醫療模式著重於治療疾病為主，由於其強調以科學的方法來驗證各項治療成效，所以，成功的控制了許許多多的疾病，也大量降低死亡率，並增長人類的壽命。然而隨著人類壽命的延

長，社會將面對人口老化的來臨，致使慢性疾病與退化性疾病的治療、疾病預防、健康促進等也逐漸成為醫療體系的重心。所以，初級健康照護的護理與保健儼然已成為當今人們關心與重視的焦點。在傳統中醫學說裡，主張崇尚自然與天人合一的論點，強調個人、個人與自然環境互動要維持動態性的平衡，才能擁有健康的人生。因為傳統中醫以「整體觀念」為宏觀，以「陰陽五行學說」為根據，以「臟腑經絡學說」為基礎，以「四診八綱」為辨證依據，視人體為一個有機之整體，任何一個心理、生理或病理的變化都將產生整體的改變，或是會失去原有的平衡狀態，這正是「牽一髮而動全身」。

傳承千年的傳統中醫有著悠久的歷史和豐富的內涵，其中「三分治，七分養」的主張，在人們的日常生活、求醫行為中隨處可見。中醫護理與保健的原則中，首先要重視精神的調養、情志的舒暢，其次是加強身體的鍛鍊、作息正常、飲食有節、勞逸適度，最後是於必要時配合藥膳的預防。此外，環境衛生也需講究，得以避免四時氣候變化的風、寒、暑、濕、

燥、火等六淫外感病因侵入，避免喜、怒、憂、思、悲、恐、驚等七情內感病因致病。而放眼至國際，預防保健與健康促進也已蔚為世界醫療照護新紀元之發展重點，對健康照護的主張為另類與輔助醫療（Alternative and Complementary Medical Therapy），其中透過對抗療法、信念、祈禱、靜坐、冥想、能量治療、觸摸性治療、順勢醫療、指壓按摩、草藥、傳統治療物、心靈治療等不同方式之運用，來追求人的身、心、靈健康。

本專業研究發展團隊繼中醫經絡與俞穴、現代實用中醫經絡俞穴療護、親子護眼等書籍與光碟後，依然秉持著將專業回饋與貢獻社會的理想及信念，盡心撰寫與研發完成《中醫護理》與「中醫護理多媒體影音學習光碟」。感謝諸多讀者之支持，使本書有再版機會。此次已更正初版之疏誤，並新增常用俞穴之介紹，期盼提供讀者攸關疾病預防及健康促進之中醫護理與保健的知識及技術，並提升自我照顧效能與生活品質。《中醫護理》的內容共有八個章節，第一章是「中醫基礎概論」，介紹人體經絡俞穴與生物全息之

概論；第二章「拔罐法」；第三章「刮痧法」；第四章「其他保健法」，包含梅花針法與刺絡放血法；第五章「艾灸法」；第六章「耳穴保健法」；第七章「按摩推拿法」，介紹該法之起源與發展、理論、用具、操作及療程、注意事項及禁忌、日常應用等；第八章是「養生健身法」，介紹站樁、放鬆功、內功健身八法、易筋經、八段錦等練功方法與注意事項。本團隊也利用多媒體影音的功能，同時提供文字、影像及聲音，使學習教材呈現更為多元化，更能吸引使用者的注意力以提升自學的成效。所以，讀者可以將書籍與學習光碟一同使用，相信學習與運用的成效將會更多。

葉美玲

Contents

Contents

Contents

Contents

第一章　中醫基礎概論

　　一百七十萬年前，我們的祖先為了生存和生活，積累了不少保健強身的相關知識。人和自然界是相互制約、合一的整體，《黃帝內經》中有系統的論述人與自然的融合，包括精神修養、個人衛生、環境衛生、飲食護理與禁忌、用藥護理等。疾病多與季節氣候、居住環境有關，所以了解並熟悉地域與氣候變化規律，且採取因應的保健預防措施，對健康的維護是很重要的。例如《周禮》對四季發病的記載：「春時有病首疾，夏時有癢疥疾，秋時有瘧寒疾，冬時有咳上氣。」這說明四季氣候變化對身體健康的影響，與時今所易好發的流行疾病。對此《素問・四氣調神大論》記載：「春夏養陽，秋冬養陰」的養生強健方法，其中需要「因人、因時、因地制宜」，即是針對年齡的不同、體質的不同、發病季節的不同、所處環境的不同等，採取不同的保健預防措施。誠如《素問・八正神明論》記載：「上工救其萌芽……下工救其已成，救其已敗。」這說明保健預防與早期治療的重要性。

　　中醫基本原則的健康照護是以預防為主，預防乃是採取一定措施來防止疾病的發生與發展。《素問・四氣調神大論》記載：「不治已病治未病，不治已亂治未亂，此之謂也。夫病已成而後藥之，亂已成而後治之，譬猶渴而穿井，鬥而鑄錐，不

亦晚乎。」這指出「治未病」的預防意義，所強調是「防患於未然」。「治未病」包括了未病先防和既病防變，未病先防就是在疾病發生之前，先做好各種預防來阻止疾病的發生，既病防變則是對已發生的疾病，觀察病情變化，預防合併症出現，採取應有的醫護處置來防止轉移或惡化。《素問·刺法論》說：「不相染者，正氣存內，邪不可干。」所以要提高正氣，也就是使增強體質，以免相互傳染。為了防止疾病的發生或惡化，還需要留心精神的調攝、身體的鍛鍊、飲食起居的照護等。中醫基礎概論包含有陰陽五行學說、臟象學說、經絡俞穴學說與全息學說等基本理論，在本書中，將介紹與中醫護理保健法息息相關之經絡俞穴學說與全息學說。此外，中醫護理預防保健有很多方法，透過局部皮膚的刺激、肢體活動的調身、呼吸的調息、意念的調心等，來增加經絡的傳導、氣血的活絡，最常見的有拔罐法、刮痧法、艾灸法、梅花針法、刺絡放血法、耳豆保健法、按摩推拿法、養生健身法。我們將在本書的各章中，一一介紹各方法的發展緣由、理論、使用工具、操作、應用等。

第一節　經絡與俞穴之概論

　　傳統中醫強調整體性原則和個體性原則相結合的醫學，其核心思想以陰陽五行學說為原則，以臟腑經絡學說為基礎，以四診八綱為辨證依據，認為人體是一個以五臟為中心，透過經

絡氣血,聯繫內外上下的有機整體。經絡與俞穴為一系列重要系統,且為本書中保健照護之基礎,故以下將介紹其相關理論與訊息。

一、經絡俞穴

經絡是經脈和絡脈的總稱,可說是身體氣血運行的通路,內屬於臟腑,外則分布於全身,將各組織、器官連結為一個有機的整體。十四經包含了十二正經與任督二脈,其在體表的循行分布各有不同。《黃帝內經》論及俞穴的部位、名稱、分經、主治等內容,俞穴可分為十四經俞穴、經外奇穴和阿是穴三類。

1.十四經俞穴

十四經俞穴簡稱經穴,指屬於十四經系統的俞穴,亦是全身俞穴的主要部分,共有361穴。其中十二經脈的俞穴皆是左右對稱的雙穴,而任、督二脈的俞穴並不是左右對稱的雙穴,是分布於人體前後正中線的單穴。

2.經外奇穴

經外奇穴指有固定位置而尚未歸入十四經系統的有效經驗穴。

3.阿是穴

阿是穴指根據病症的壓痛點或其他病理反應點來定位的俞穴,沒有固定的位置和穴名。

二、十二正經的分布和關係

*1.*內為陰，外為陽

十二正經分布於身體內側面的經脈為陰經，而分布於肢體外側面的經脈為陽經。身體內側面又有前、中、後的區分，名稱則有太陰、厥陰、少陰之對應，這即是一陰衍化出三陰。身體外側面也有前、中、後之區分，名稱亦有陽明、少陽、太陽之對應，這即是一陽衍化出三陽。

*2.*臟為陰，腑為陽

根據臟象學說，每一條陰經分別隸屬於一個臟，每一條陽經分別隸屬於一個腑，陰經配臟，陽經配腑，各經都以其所隸屬的臟腑來命名。

*3.*上為手，下為足

分布於上肢的經脈，在經脈名稱之前加上「手」一字；分布於下肢的經脈，在經脈名稱之前加上「足」一字。因此，十二正經根據其所聯繫臟腑的陰陽屬性以及在肢體循行部位，分成手三陰經、手三陽經，足三陰經、足三陽經四組。十二正經名稱與分布見表 1-1。

*4.*十二正經流注

《靈樞·逆順肥瘦》記載：「手之三陰，從臟走手；手之三陽，從手走頭；足之三陽，從頭走足；足之三陰，從足走腹。」這是十二正經走向的規律性。即是手三陰經從胸部始，經上臂內側肌肉走向手指端；手三陽經從手指端循上臂後外

表 1-1　十二正經名稱與分布

	陰　經 （屬臟）	陽　經 （屬腑）	循行部位 （陰經行於內側，陽經行於外側）		
手	太陰肺經	陽明大腸經	上肢	前　線
	厥陰心包經	少陽三焦經		中　線
	少陰心經	太陽小腸經		後　線
足	太陰脾經	陽明胃經	下肢	前　線
	厥陰肝經	少陽膽經		中　線
	少陰腎經	太陽膀胱經		後　線

註：在小腿下半部和足背部，肝經在前，脾經在中線。至內踝上8寸
　　處交叉之後，脾經在前，肝經在中線。

側，而上行於頭面部；足三陽經，從頭面部下行，經軀幹和下
肢而止於足趾間；足三陰經脈，從足趾間上行而止於胸腹部。
如此構成了一個「陰陽相貫，如環無端」的循環徑路。表 1-2
十二正經流注說明十二正經的循行與經絡間的交接規律。

三、十四經絡與穴位

㈠手太陰肺經

手太陰肺經之循行：

　　　1.起於中焦，向下聯絡大腸，

　　　2.回繞過來沿著胃的上口，

　　　3.通過橫膈，

　　　4.屬於肺臟；

　　　5.從「肺系」（即肺與喉嚨相聯繫的部位）橫行出來
（中府—肺 1），

表 1-2　十二正經流注

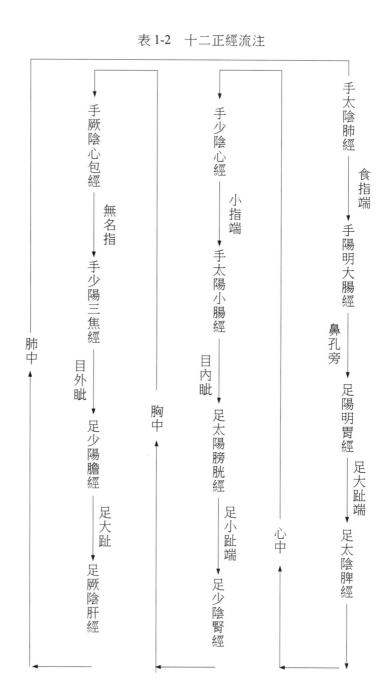

6.向下沿上臂內側，行於手少陰心經和手厥陰心包經的前面，

7.向下到肘窩中；

8.沿著前臂內側，到腕後橈骨莖突的內側緣，

9.過入寸口，

10.經過魚際，

11.沿著魚際的邊緣，

12.出拇指內側端（少商－肺 11）；

13.手腕後支脈：從列缺（肺 7）處分出，一直走向食指內側端（商陽－大腸 1），與手陽明大腸經相連接。

手太陰肺經之十一穴（Lung Meridian, LU1～LU11）：

中府、雲門、天府、俠白、尺澤、孔最、列缺、經渠、太淵、魚際、少商等。（圖 1-1）

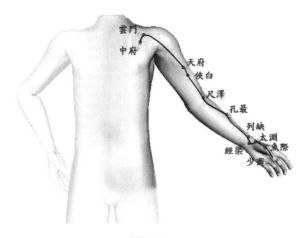

圖 1-1

㈡手陽明大腸經

手陽明大腸經之循行：

　*1.*起於十指末端（商陽—大腸1），

　*2.*沿著食指內側（橈）側向上，通過第一、二掌骨之間（合谷—大腸4），向上進入兩筋（即是姆長伸肌腱與姆短伸肌腱）之間的凹陷處，

　*3.*沿前臂外側前緣，

　*4.*至肘部外側，（5）

　*5.*再沿上臂外側前緣，

　*6.*上走肩端（肩髃—大腸15），

　*7.*沿肩峰前緣，

　*8.*向上出於頸椎（大椎—督14），

　*9.*再向下進入缺盆（鎖骨上窩）部，

　*10.*聯絡肺臟，

　*11.*通過橫膈，

　*12.*屬於大腸；

　*13.*缺盆部支脈：上走頸部，

　*14.*經過面頰，

　*15.*進入下齒齦，

　*16.*回繞至上層交叉於水溝（人中），左脈向右，右脈向左，分布在鼻翼旁（迎香—大腸20）與足陽明胃經連接。

手陽明大腸經之二十穴（Large Intestine Meridian, LI1～

LI20）：

　　商陽、二間、三間、合谷、陽谿、偏歷、溫溜、下廉、上廉、手三里、曲池、肘髎、手五里、臂臑、肩髃、巨骨、天鼎、扶突、口禾髎、迎香等。（圖 1-2）

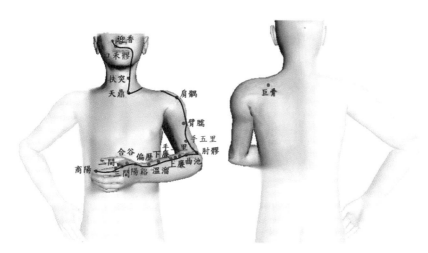

圖 1-2

⊜足陽明胃經

足陽明胃經之循行：

　　1. 起於鼻翼之側（迎香—大腸 20），上行到鼻根部，

　　2. 與旁側足太陽膀胱經交會（睛明—膀胱 1），

　　3. 向下沿著鼻的外側（承泣—胃 1），

　　4. 進入上齒齦內，（5）

　　5. 回出環繞口唇，

　　6. 向下交會於唇溝承漿（任 24），

7.再向後沿著口腮後下方，出於下頜大迎（胃 5）處，

8.沿著下頜角頰車（胃 6），

9.上行耳前，經過足少陽膽經上關（膽 3），

10.沿著髮際，

11.到前額；

12.面部支脈：從大迎（胃 5）前下走人迎（胃 9），沿著喉嚨，

13.進入缺盆部，

14.向下通過橫膈，

15.屬於胃，聯絡脾臟；

16.缺盆部直行的脈：經乳頭，

17.向下挾臍旁，進入位於少腹之側的氣衝（胃 30）；

18.胃下口部支脈：沿著腹里向下到氣衝（胃 30）會合，

19.再由此下行至髀關（胃 31），

20.直抵伏兔（胃 32）部，

21.下至膝蓋，

22.沿著脛骨外側前緣，

23.下經足跗，

24.進入足第二趾外側端（厲兌—胃 45）；

25.脛部支脈：從膝下三寸（足三里—胃 36）處分出，

26.進入足中趾外側；

27.足跗部支脈；從跗上（衝陽—胃 42）分出，進入足大趾內側端（隱白—脾 1），與足太陰經相連接。

足陽明胃經之四十五穴（Stomach Meridian, ST1～ST45）：

承泣、四白、巨髎、地倉、大迎、頰車、下關、頭維、人迎、水突、氣舍、缺盆、氣戶、庫房、屋翳、膺窗、乳中、乳根、不容、承滿、梁門、關門、太乙、滑肉門、天樞、外陵、大巨、水道、歸來、氣衝、髀關、伏兔、陰市、梁丘、犢鼻、足三里、上巨虛、條口、下巨虛、豐隆、解谿、衝陽、陷谷、內庭、厲兌。（圖 1-3）

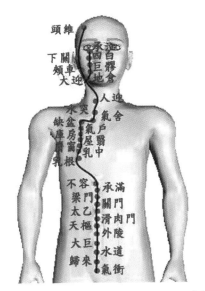

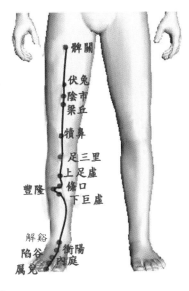

圖 1-3

㈣足太陰脾經

足太陰脾經之循行：

 *1.*起於足大趾末端（隱白—脾 1），

 *2.*沿著大趾內側赤白肉際，

 *3.*上行至內踝前面，

 *4.*再上小腿內側，

 *5.*沿著脛骨後面，

 *6.*交出足厥陰肝經的前面，

 *7.*經膝、股部內側前緣，

 *8.*進入腹部，

 *9.*屬於脾臟，聯絡胃，

 *10.*通過橫膈上行，

 *11.*挾食管旁邊，

 *12.*聯繫舌根，分散於舌下；

 *13.*胃部支脈，向上再通過橫膈，

 *14.*流注於心中，與手少陰心經相連接。

足太陰脾經之二十一穴（Spleen Meridian, SP1～SP21）：

隱白、大都、太白、公孫、商丘、三陰交、漏谷、地機、陰陵泉、血海、箕門、衝門、府舍、腹結、大橫、腹哀、食竇、天谿、胸鄉、周榮、大包。（圖 1-4）

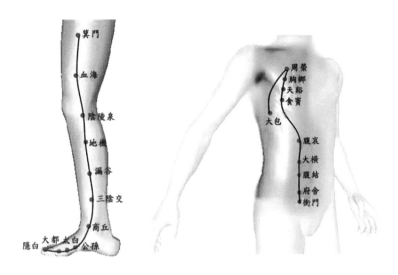

圖 1-4

(五)手少陰心經

手少陰心經之循行：

　　*1.*起於心中，出屬於「心系」（指心與其他臟腑相聯繫之脈），

　　*2.*通過橫膈，聯絡小腸；

　　3.「心系」向上的脈：挾著食管上行，

　　*4.*聯繫於「目系」（即眼球的聯繫組織），

　　5.「心系」直行的脈：上行於肺部，再向下出於腋窩處（極泉─心1），

　　*6.*沿上臂內側後緣，行於手太陰肺經與手厥陰心包經的後面，

7.到達腋窩，沿前臂內側後緣，

8.至掌後腕豆骨部，

9.進入掌內，

10.沿小指內側至末端（少衝—心9），與手太陽小腸經相連接。

手少陰心經之九穴（Heart Meridian, HT1～HT9）：

極泉、青靈、少海、靈道、通里、陰郄、神門、少府、少衝。（圖1-5）

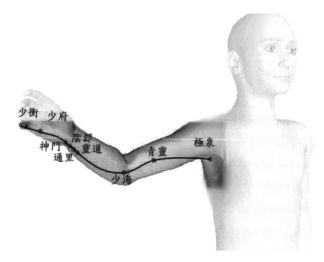

圖1-5

㈥手太陽小腸經

手太陽小腸經之循行：

1.起於手小指外側端（少澤—小腸1），

2.沿著手背外側至腕部，出於尺骨莖突，

3.直行沿前臂後緣，經尺骨鷹嘴與肱骨內上髁之間，

4.沿上臂內側後緣，

5.出於肩關節，

6.繞行肩胛部，

7.交會於肩上督脈大椎（督 14），

8.向下進入缺盆部，（9）

9.聯絡心臟，

10.沿著食道，

11.通過橫膈，

12.至胃部，

13.屬於小腸；

14.缺盆部支脈：沿著頸部，

15.上達面頰，

16.至目外眥，

17.轉入耳中（聽宮—小腸 19）；

18.頰部支脈：上行目眶下（顴髎—小腸 18），至鼻旁，

19.再至目內眥（睛明—膀胱 1），與足太陽膀胱經相連接。此外，小腸下合於下巨虛（胃 39）。

手太陽小腸經之十九穴（Small Intestine Meridian, SI1～SI19）：

少澤、前谷、後谿、腕骨、陽谷、養老、支正、小海、肩貞、臑俞、天宗、秉風、曲垣、肩外俞、肩中俞、天窗、天容、顴髎、聽宮。（圖1-6）

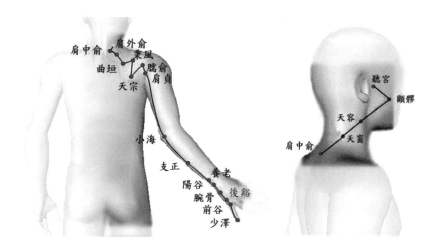

圖 1-6

㈦足太陽膀胱經

足太陽膀胱經之循行：

　　1. 起於目內眥（睛明—膀胱1），

　　2. 上額，

　　3. 交會於頭頂，（百會—督20）；

　　4. 頭頂部支脈：從頭頂到顳顬部；

　　5. 頭頂部直行的脈：從頭頂入裡聯絡於腦，

　　6. 回出分開下行項後，

7.沿著肩胛部內側，挾著脊柱，

8.到達腰部，

9.從脊旁肌肉進入內腔，

10.聯絡腎臟，屬於膀胱；

11.腰部的支脈：向下通過臀部，

12.進入膕窩中；

13.後項的支脈：通過肩胛內緣直下，

14.通過臀部（環跳－膽30）下行，

15.沿著大腿外側的後面，

16.與腰部下來的支脈會合於膕窩中；

17.從此向下，通過腿肚內，

18.出於外踝的後面，

19.沿著第五跖骨粗隆，

20.至小趾外側端（至陰－膀胱67），與足少陰腎經相連接。

足太陽膀胱經之六十七穴（Bladder Meridian, BL1～BL67）：

睛明、攢竹、眉衝、曲差、五處、承光、通天、絡卻、玉枕、天柱、大杼、風門、肺俞、厥陰俞、心俞、督俞、膈俞、肝俞、膽俞、脾俞、胃俞、三焦俞、腎俞、氣海俞、大腸俞、關元俞、小腸俞、膀胱俞、中膂俞、白環俞、上髎、次髎、中髎、下髎、會陽、承扶、殷門、浮郄、委陽、委中、附分、魄

戶、膏肓、神堂、譩譆、膈關、魂門、陽綱、意舍、胃倉、肓
門、志室、胞肓、秩邊、合陽、承筋、承山、飛揚、跗陽、崑
崙、僕參、申脈、金門、京骨、束骨、（足）通谷、至陰。
（圖1-7）

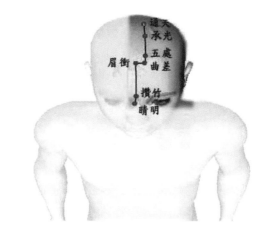

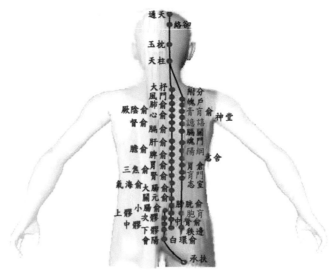

圖 1-7

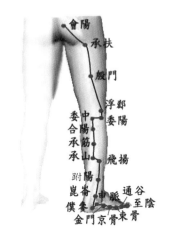

續圖 1-7

(八)足少陰腎經

足少陰腎經之循行：

　　1.起於足小趾下，斜向足心（湧泉—腎 1）

　　2.出於舟骨粗隆下，

　　3.沿內踝後，

　　4.進入足跟，

　　5.向上行於小腿內側，

　　6.出膕窩的內側，

　　7.上向股部內後緣，

　　8.通向脊柱（長強—督 1）屬於腎臟，聯絡膀胱；

　　9.腎臟部直行的脈：從腎向上通過肝和橫膈，

　　10.進入肺中，

*11.*沿著喉嚨，

*12.*挾於舌根部；

*13.*肺部支脈：從肺部出來，聯絡心臟，

*14.*流注於胸中，與手厥陰心包經相連接。

足少陰腎經之二十七穴（Kidney Meridian, KI1～KI27）：

湧泉、然谷、太谿、大鍾、水泉、照海、復溜、交信、築賓、陰谷、橫骨、大赫、氣穴、四滿、中注、肓俞、商曲、石關、陰都、（腹）通谷、幽門、步廊、神封、靈墟、神藏、或中、俞府。（圖 1-8）

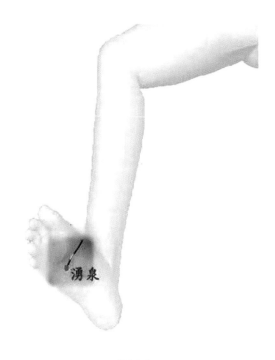

圖 1-8

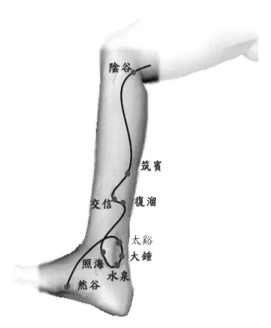

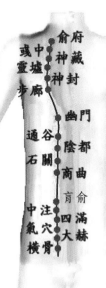

續圖 1-8

㈨手厥陰心包經

手厥陰心包經之循行：

*1.*起於胸中，出來屬於心包絡，

*2.*向下通過橫膈，

*3.*從胸至腹依次聯絡上、中、下三焦；

*4.*胸部支脈：沿著胸中，

*5.*出於脇部，當腋縫下三寸處（天池—心包1），

*6.*上行抵腋窩，

*7.*沿上臂內側，行手太陰肺經與手少陰心經之間，

*8.*進入腋窩中，

*9.*向下行於前臂掌長肌腱與橈側腕屈肌腱的中間，

*10.*進入掌內，

*11.*沿著中指到指端（中衝—心包9）；

*12.*掌中的支脈：從勞宮（心包8）分出，沿著無名指到指端（關衝—三焦1），與手少陽三焦經相連接。

手厥陰心包經之九穴（Pericardium Meridian, PC1-PC9）：

天池、天泉、曲澤、郄門、間使、內關、大陵、勞宮、中衝。（圖1-9）

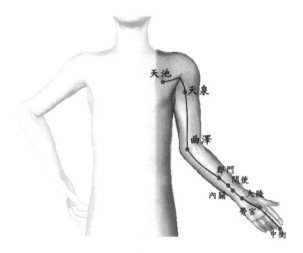

圖 1-9

⑴手少陽三焦經

手少陽三焦經之循行：

1. 起於無名指末端（關衝—三焦 1），

2. 向上出於第四、五掌骨間，

3. 沿著腕臂，

4. 出於前臂外側橈骨和尺骨之間，

5. 向上通過肘尖，

6. 沿上臂外側，

7. 上達肩部，

8. 出足少陽膽經的後面，

9. 向前進入缺盆部，

10. 分布於胸中，聯絡心包，

11.向下通過橫膈，從胸至腹，屬於上、中、下三焦；

12.胸中的支脈：從胸向上，

13.出於缺盆部，

14.走向頸部，

15.沿耳後直上，

16.出於耳上方，

17.再彎下走向面頰部，到達眼眶下；

18.耳部支脈：從耳後進入耳中，出走耳前，與前脈交叉於面頰部，

19.到達目外眥（絲竹空—三焦 23），與足少陽膽經相連接。

手少陽三焦經之二十三穴（Triple Energizex Meridian, TE1～TE23）：

此經絡有關衝、液門、中渚、陽池、外關、支溝、會宗、三陽絡、四瀆、天井、清冷淵、消濼、臑會、肩髎、天髎、天牖、翳風、瘈脈、顱息、角孫、耳門、耳和髎、絲竹空。（圖1-10）

㈩**足少陽膽經**

足少陽膽經之循行：

1.起於目外眥（瞳子髎—膽 1），

2.向上至額角部（頷厭—膽 4），

3.下行至耳後（風池—膽 20），

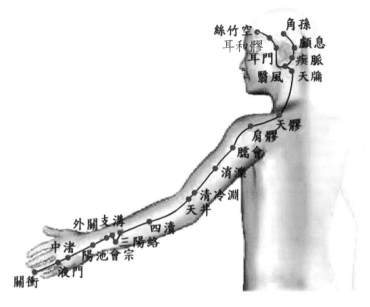

圖 1-10

4.沿著頭頸行於手少陽三焦經的前面，到肩上出於手少陽三焦經後面，

5.向下進入缺盆部；

6.耳部的支脈：從耳後進入耳中，

7.出來經過耳前，

8.到目外眥的後方；

9.外眥部的支脈：從目外眥處分出，

10.下走大迎（胃5），

11.與手少陽三焦經合於眼眶下，

12. 經頰車（胃 6），

13. 至頸部與前入缺盆部的脈相會合，

14. 然後進入胸中，通過橫膈，

15. 聯絡肝臟，屬於膽，

16. 沿著脇肋內，

17. 出於少腹側的腹股溝動脈部，

18. 經過外陰部，

19. 橫入髖關節部（環跳—膽 30）；

20. 缺盆部直行的脈：下走腋窩前，

21. 沿著側胸部，

22. 經過季脇，

23. 與前入髖關節部的脈會合，

24. 再向下沿著大腿外側，

25. 出於膝部外側，

26. 向下經腓骨前面，

27. 直下到達腓骨下段（懸鍾—膽 39），

28. 再向下出於外踝的前面，沿著足跗部，

29. 進入足第 4 趾外側端（足竅陰—膽 44）；

30. 足跗部支脈：

　　從足臨泣（膽 41）處分開，沿著第一、二跖骨間，出於足拇指末端穿過趾甲，至趾甲上的毫毛部（大敦—肝 1）與足厥陰肝經相連接。

足少陽膽經之四十四穴（Gallbladder Meridian, GB1～GB44）：

瞳子髎、聽會、上關、頷厭、懸顱、懸釐、曲鬢、率谷、天衝、浮白、頭竅陰、完骨、本神、陽白、頭臨泣、目窗、正營、承靈、腦空、風池、肩井、淵腋、輒筋、日月、京門、帶脈、五樞、維道、居髎、環跳、風市、中瀆、膝陽關、陽陵泉、陽交、外丘、光明、陽輔、懸鍾（絕骨）、丘墟、足臨泣、地五會、俠谿、足竅陰。（圖 1-11）

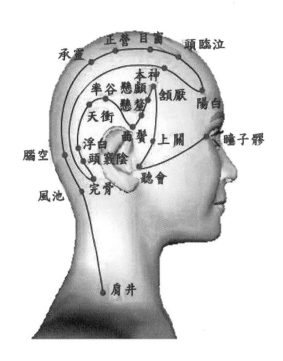

圖 1-11

中醫護理

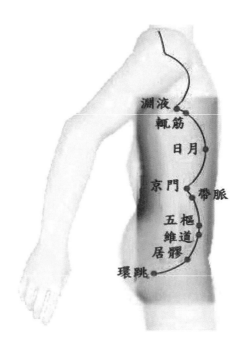

淵液
輒筋
日月
京門
帶脈
五樞
維道
居髎
環跳

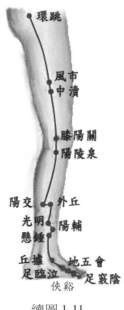

環跳

風市
中瀆

膝陽關
陽陵泉

陽交　外丘
光明　陽輔
懸鍾
丘墟　　地五會
足臨泣　足竅陰
俠谿

續圖 1-11

㈡足厥陰肝經

足厥陰肝經之循行：

　　*1.*起於足大趾上毫毛部（大敦—肝1），

　　*2.*沿著足跗部向上，

　　*3.*經過距離內踝前一寸處（中封—肝4），

　　*4.*向上至內踝上八寸處，出於足太陰脾經的後方，

　　*5.*上行膝內側，

　　*6.*沿著股部內部，

　　*7.*進入陰毛中，

　　*8.*繞過陰部，

　　*9.*上達小腹，

　　*10.*挾著胃旁屬於肝臟，聯絡膽，

　　*11.*向上通過橫膈，

　　*12.*分部於脇肋，

　　*13.*沿著喉嚨的後面，

　　*14.*向上進入鼻咽部，

　　*15.*連接於「目系」，

　　*16.*向上出於前額，與督脈交會於頭頂；

　　17.「目系」的支脈：下行頰里，

　　*18.*環繞唇內；

　　*19.*肝部的支脈：從肝分出，

　　*20.*通過橫膈，向上流注於肺，連接於手太陰肺經。

足厥陰肝經之一十四穴（Liver Meridian, LR1～LR14）：

大敦、行間、太衝、中封、蠡溝、中都、膝關、曲泉、陰
包、五里、陰廉、急脈、章門、期門。（圖 1-12）

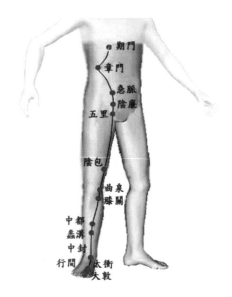

圖 1-12

㈢督脈

督脈之二十九穴（Governor Vessel, GV1～GV29）：

長強、腰俞、腰陽關、命門、懸樞、脊中、中樞、筋縮、
至陽、靈台、神道、身柱、陶道、大椎、啞門、風府、腦戶、
強間、後頂、百會、前頂、顖會、上星、神庭、印堂、素髎、
水溝（人中）、兌端、齦交。（圖 1-13）

備註：世界衛生組織（World Health Organization）的標準穴位中未包
含印堂。

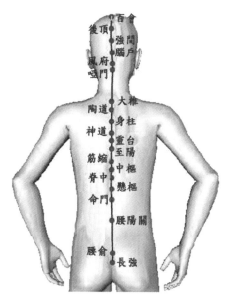

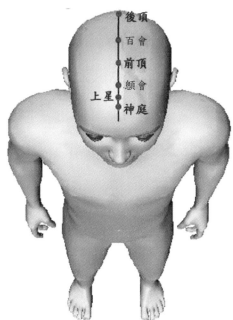

圖 1-13

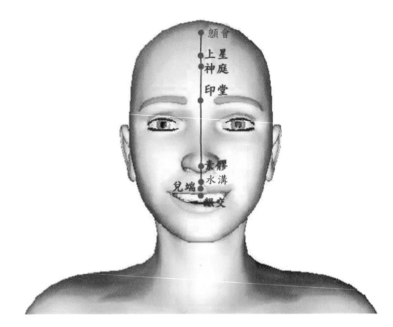

續圖 1-13

⒁ **任脈**（Conception Vessel, CV1～CV24）

任脈之二十四穴：

會陰、曲骨、中極、關元、石門、氣海、陰交、神闕、水分、下脘、建里、中脘、上脘、巨闕、鳩尾、中庭、膻中、玉堂、紫宮、華蓋、璇璣、天突、廉泉、承漿。（圖 1-14）

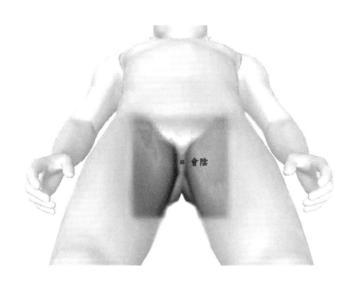

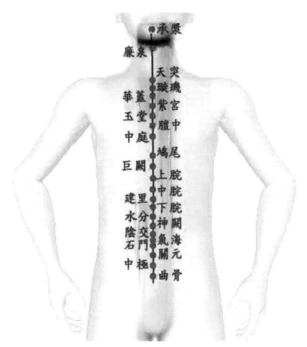

圖 1-14

第二節　常用俞穴簡介

本節將介紹三十個常用的俞穴位，包括列缺、魚際、少商、合谷、手三里、曲池、承泣、犢鼻、足三里、內庭、公孫、三陰交、後谿、睛明、委中、崑崙、申脈、湧泉、太谿、照海、內關、外關、支溝、肩井、陽陵泉、足臨泣、太衝、百會、水溝、關元。簡介如下：

一、列缺 LU07

*1.*取穴：在橈側前臂之外展拇長肌肌腱與伸拇短肌肌腱之間，橈骨莖突的起點，即是本穴。

*2.*所屬經絡：手太陰肺經。

*3.*主治功用：頭痛、咳嗽、氣喘、咽喉腫痛、齒痛、口眼歪斜。

二、魚際 LU10

*1.*取穴：仰掌，在第一掌指關節後，掌骨中點，赤白肉際之處，即是本穴。

*2.*所屬經絡：手太陰肺經。

*3.*主治功用：咳嗽、哮喘、咽喉腫痛、發燒。

三、少商 LU11

*1.*取穴：在手拇指末節橈側，距指甲角 1 分之處，即是本穴。或是指甲橈側邊緣線與指甲底側水平線的相交處。

*2.*所屬經絡：手太陰肺經。

3.主治功用：咳嗽、咽喉腫痛、中風昏迷、抽筋、高熱、昏迷、癲狂。

四、合谷 LI4

*1.*取穴：拇、食指合攏，在突起肌肉的最高處取穴，即是本穴。或是第一、二掌骨相交處和虎口之間。或拇、食指張開，以另一手的拇指關節橫紋放在虎口上，當拇指尖達到之處。

*2.*所屬經絡：手陽明大腸經。

*3.*主治功用：止痛要穴；退熱、消炎、牙痛、頭痛、咽喉腫痛、面癱、感冒、咳嗽、經閉、引產。

*4.*禁忌：孕婦禁針。

五、手三里 LI10

*1.*取穴：側腕屈肘，曲池下 2 寸，橈骨內側之處，即是本穴。

*2.*所屬經絡：手陽明大腸經。

*3.*主治功用：肩臂痛、手臂無力、偏癱、腹脹（消化不良）、腹痛、腹瀉。

六、曲池 LI11

*1.*取穴：屈肘成直角，當肘彎肘橫紋橈側頭之處、即是本穴、或定微屈肘，當肘彎橫紋盡頭與肘邊突起之高骨中點處。

*2.*所屬經絡：手陽明大腸經。

3.主治功用：肘關節痛、咽喉腫痛、齒痛、偏癱、高熱、高血壓、濕疹、皮膚搔癢、腹痛、吐瀉。

七、承泣 ST1

1.取穴：兩眼正視前方，當眼球與眶下緣間之瞳孔線上，即瞳孔直下 7 分，下眼眶邊上，即是本穴。

2.所屬經絡：足陽明胃經。

3.主治功用：目赤疼痛、迎風流淚、夜盲、近視、口眼歪斜、面肌痙攣。

八、犢鼻 ST35

1.取穴：正坐屈膝、在髕骨下方，髕韌帶外側凹陷之處，即是本穴。

2.所屬經絡：足陽明胃經。

3.主治功用：膝關節痛、膝關節屈伸不利、腳氣、足跟痛、下肢癱瘓。

九、足三里 ST36

1.取穴：正坐屈膝，在小腿前外側，犢鼻下 3 寸，距離膽骨前脊一橫指之處，即是本穴。

2.所屬經絡：足陽明胃經。

3.主治功用：強壯要穴：胃腹痛、嘔吐、腹瀉、腹脹、便秘、痢疾、偏癱、膝脛痠痛、下肢痿痺、癲狂、失眠、高血壓。

十、內庭 ST44

*1.*取穴：位於足背第二、三蹠趾關節，也就是趾根連接處後端赤白肉際之處，即是本穴。

*2.*所屬經絡：足陽明胃經。

*3.*主治功用：足背腫痛、蹠趾關節痛、吐酸、腹瀉、痢疾、便秘、齒痛、咽喉腫痛。

十一、公孫 SP4

*1.*取穴：位於足部內側第一蹠骨基部的下方前側之赤白肉際之處，即是本穴。

*2.*所屬經絡：足太陰脾經。

*3.*主治功用：胃痛、嘔吐、腹痛、腹瀉、痢疾、心煩、失眠、狂證。

十二、三陰交 SP6

*1.*取穴：正坐位，在小腿內側內踝尖端直上3寸，脛骨後緣之處，即是本穴。

*2.*所屬經絡：足太陰脾經。

*3.*主治功用：婦科要穴。月經痛、引產、乳汁少、白帶、子宮下垂、泌尿系統疾病、遺精、心悸、失眠、高血壓、腸疝痛、消化不良、偏癱、腹脹、小腹痛。

*4.*禁忌：孕婦禁針。

十三、後谿 SI3

*1.*取穴：在第五掌指關節後尺側近端的凹陷處，也就

是足赤白肉際之處，即是本穴。

2.所屬經絡：手少陽小腸經。

3.主治功用：手指攣痛、肘臂攣痛、耳聾、目赤、頭痛、腰背痛、癲狂。

十四、晴明 BL1

1.取穴：在內眼角外上方凹陷中取本穴。

2.所屬經絡：足太陽膀胱經。

3.主治功用：眼睛紅腫、流淚、夜盲、近視、腰痛。

十五、委中 BL40

1.取穴：在膕橫紋中點，股二頭肌腱與半腱肌腱之間，即是本穴。

2.所屬經絡：足太陽膀胱經。

3.主治功用：腰背痛、下肢痛、頭頸痛、腹痛、急性吐瀉、中暑。

十六、崑崙 BL60

1.取穴：在足關節外側後方，也就是外踝尖與阿基里斯腱之間的凹陷處，即是本穴。

2.所屬經絡：足太陽膀胱經。

3.主治功用：足踝腫痛、後頭痛、項強、腰骶疼痛、滯產。

4.禁忌：孕婦禁針。

十七、申脈 BL62

*1.*取穴：在足部外側之外踝尖端下方，外踝下緣與跟骨間的凹陷處，即是本穴。

*2.*所屬經絡：足太陽膀胱經。

*3.*主治功用：腰腿痠痛、頭暈、眩暈、癲狂、失眠。

十八、湧泉 KI1

*1.*取穴：仰臥姿勢，將五個足趾屈曲，足心正中的凹陷處，即是本穴。

*2.*所屬經絡：足少陰腎經。

*3.*主治功用：急救要穴之一。癔病、癲癇、頭暈、目昏花、暈厥、中暑、小兒驚風、失眠、咽喉炎。

十九、太谿 KI3

*1.*取穴：在足關節內側後方，內踝尖端與阿基里斯腱間的凹陷處，即是本穴。

*2.*所屬經絡：足少陰腎經。

*3.*主治功用：咳嗽、氣喘、咯血、胸痛、腰脊痛、咽喉腫痛、齒痛、耳鳴、耳聾、頭痛、目眩、失眠、健忘、遺精、陽痿、月經不調、小便頻數、便秘。

二十、照海 KI6

*1.*取穴：在足部內側，內踝尖端直下1寸處，即是本穴。

*2.*所屬經絡：足少陰腎經。

3.主治功用：小便頻數、月經不調、子宮下垂、癲癇、咽喉腫痛、目赤腫痛、失眠。

二十一、內關 PC6

1.取穴：在腕橫紋上 2 寸，掌長肌腱與橈側腕屈肌腱之間取穴。

2.所屬經絡：手厥陰心包經。

3.主治功用：嘔吐、胃痛、失眠、心悸、癲狂、胸肋痛、高血壓、暈車、眩暈、甲狀腺機能亢進、心痛、胸悶、陣發性心室上心搏過速（PSVT）、中風、鬱證、癲狂。

二十二、外關 TE5

1.取穴：手背腕橫紋中點，陽池直上 2 寸，尺骨與橈骨之間取穴，與內關穴相對。

2.所屬經絡：手少陽三焦經。

3.主治功用：頭痛、目赤腫痛、偏癱、上肢關節痛、前臂神經痛、發熱、耳鳴、耳聾、落枕、便秘、失眠、急性腰扭傷、脇肋痛。

二十三、支溝 TE6

1.取穴：在前臂後方之橈骨與尺骨之間，陽池上 3 寸，即是本穴。

2.所屬經絡：手少陽三焦經。

3.主治功用：胸脇疼痛、耳鳴、耳聾、便秘。

二十四、肩井 GB21

*1.*取穴：在後頸，第七頸椎棘突與肩峰外端連線上的中點，即是本穴。

*2.*所屬經絡：足少陽膽經。

*3.*主治功用：頸項強痛、肩背疼痛、上肢不遂、難產、乳汁不下。

*4.*禁忌：孕婦禁針。

二十五、陽陵泉 GB34

*1.*取穴：在小腿外側，腓骨頭前側下方的凹陷處、即是本穴。

*2.*所屬經絡：足少陽膽經。

*3.*主治功用：膝腫痛，膝關節疾患、黃疸、脇痛、嘔吐、口苦、吞酸。

二十六、足臨泣 GB41

*1.*取穴：在足背之第四、五蹠骨基部接合部的前方，小趾伸肌腱外側，即是本穴。

*2.*所屬經絡：足少陽膽經。

*3.*主治功用：足跗疼痛、偏頭痛、目赤腫痛、胸脇疼痛、月經不調。

二十七、太衝 LR3

*1.*取穴：在足背蹠趾關節後第一、二蹠骨之間，蹠骨底前方凹陷之處，即是本穴。

2.所屬經絡：足厥陰肝經。

3.主治功用：頭痛、頭暈、癲癇、崩漏、疝氣、小便不適、中風、偏癱、下肢痿痺、失眠多夢。

二十八、百會 GV20

1.取穴：在頭部前正中線上，前髮際向後 5 寸處。或兩耳尖連線與頭正中線相交處，即是本穴。

2.所屬經絡：督脈。

3.主治功用：癡呆、中風、失語、失眠、健忘、癲狂、神志病證、頭風、頭痛、眩暈、耳鳴、脫肛、子宮下垂、胃下垂。

二十九、水溝 GV26

1.取穴：在鼻唇溝的上 1/3 處，即是本穴。又名人中。

2.所屬經絡：督脈。

3.主治功用：急救要穴之一。鼻塞、鼻衄、面腫、口歪、齒痛、牙關緊閉、閃挫腰痛、昏迷、暈厥、中風、中暑、休克、呼吸衰竭。

三十、關元 CV4

1.取穴：在下腹部之前正中線上，肚臍下 3 寸，即是本穴。

2.所屬經絡：任脈。

3.主治功用：腹瀉、痢疾、脫肛、便血、中風脫證、虛勞冷憊、羸瘦無力、元氣虛損。

第三節　生物全息之概論

近數十年來，生物全息醫學被積極的發展與應用。生物全息是介於中醫醫學和現代生物學間的一門新興學科，全息是全部訊息的意思，生物全息律是指生物機體的局部包含整體的訊息，部分是整體的縮影。根據生物學特性，不完全相同的各部位分布結果，使全息在不同程度上成為整體全息縮影，所以人體任何一個獨立的肢體、肢節都是整體的縮影，例如耳、手、足等，各個全息之間也有不同程度上的相似性，這個規律稱之謂「生物全息律」。傳統中醫學早在兩千年前就指出身體局部與整體的關係。《黃帝內經》中記載很多局部反映整體的內容，有頭皮、臉面、眼睛、耳朵、鼻子、舌頭、手臂、手掌、胸部、背部、腳等，都包含有全息的規律。古人已將這些反射區應用於疾病的診斷，而現代中醫更加以發揮用於疾病的治療。以下將從幾個部位來介紹全息，在往後章節內容中可相互應用之。

㈠頭皮部

頭部統領著全身四肢百骸，與身體的各臟腑器官皆有密切的聯繫，中醫十二經絡皆上至頭部，如圖 1-15 所示。頭部可以是人體整體的一個部分，也可以反映整體的各部資訊。頭部的反射區是根據大腦皮層功能來定位，多應用於神經系統的不適與疾病，例如頭皮針與中樞神經尤為密切。就整個頭部而

言，首先確認定標線「前後正中線」，從兩眉連線中間至後枕部的頭部正中連線，再依圖1-16尋找胸腔區、胃區、生殖區、肝膽區、腸區、足運感區、言語區、視區、平衡區等。

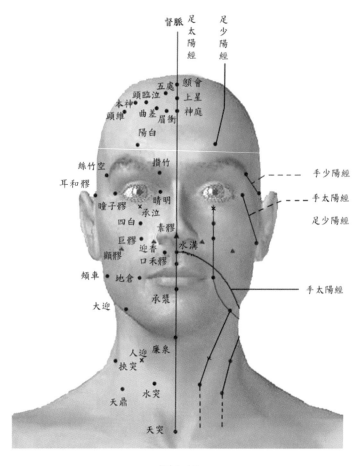

圖 1-15

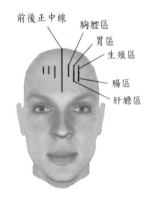

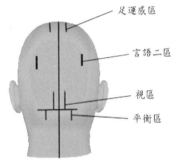

圖 1-16

㈡臉面部

　　《靈樞‧邪氣藏腑病形》記載：「十二經脈，三百六十五絡，其氣血皆上於面而走空竅。」這說明人體的經絡的氣血都上行於臉面部的七竅，即眼睛、鼻子、口唇、耳朵，這也顯示出臉面部的重要性。《靈樞‧五色》記載：「庭者，首面也；闕上者，咽喉也；闕中者，肺也；下極者，心也，直下者，肝也；肝左者，膽也；下者，脾也；方上者，胃也；中央者，大腸也；挾大腸者，腎也；當腎者，臍也；面王以上者，小腸

也；面王以下者，膀胱子處也；顴者，肩也；顴後者，臂也；臂下者，手也；目內眥上者，膺乳也；挾繩而上者，背也；循牙車以下者，股也；中央者，膝也；膝以下者，脛也；當脛以下者，足也；巨分者，股裏也；巨屈者，膝髕也。」這描述臉面的各個部位與人體臟腑、四肢有對應關係，臉部彷彿是人體的縮影，透發出生物全息的觀念，如圖 1-17 所顯示。藉由觀察臉面各部位的色澤變化，可以獲知人體臟腑生理和病理的訊息，可以預防疾病、診斷疾病，以及治療疾病等。

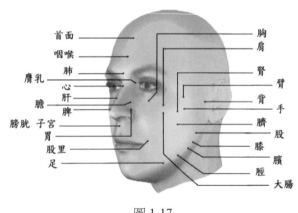

圖 1-17

㈢耳部

耳部全息的發展與應用，可以說是全息診斷治療中最具有代表性的傑作。古代的醫學家在臨床實務中，累積豐富的耳與整體聯繫的經驗和認識，並歸納記載於歷代的醫學著作中。湖南長沙馬王堆西漢古墓出土的帛書中，如《陰陽十一脈灸

經》、《足臂十一脈灸經》，即記載了有關和上肢、眼、咽喉相聯繫的「耳脈」。《黃帝內經》也對耳與經絡的關係、耳與臟腑的關係做了詳盡的描述。例如《靈樞·口問》記載：「耳者，宗脈之所聚也。」這說明耳朵是經絡匯聚的地方，特別是手少陽三焦經、足少陽膽經、足陽明胃經。在《望診遵經》一書中有「望耳診病法綱」說明以耳廓來診斷。總之中國自漢朝開始使用耳穴治病，但至四十多年前法國醫學博士諾吉爾（Nogier）才把它有系統的整理出來，並提出「耳像胎兒」學說，即是耳朵有如一個倒置的胎兒，就如同胎兒在母親子宮內的位置一樣，如圖 1-18 所顯示。一個耳朵可以涵蓋二百多個穴位，世界衛生組織（World Health Organization）於西元 1987年完成國際耳穴的標準化，使耳部醫學研究又邁入一個新的里程碑。

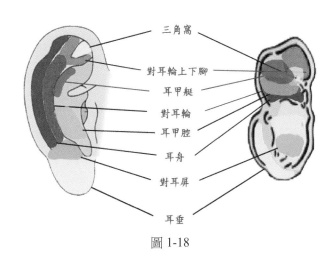

三角窩

對耳輪上下腳

耳甲艇

對耳輪

耳甲腔

耳舟

對耳屏

耳垂

圖 1-18

㈣手掌

手掌的應用常被蒙上一層神秘面紗，但現今藉由科學的驗證，手可以應用來診斷疾病、預防疾病與治療疾病。手掌全息在歐美的研究與應用比較早，十九世紀初美國醫學博士費茲傑拉德（Fitzgerald）醫師，應用中國的經絡理論提出區帶治療法，即是將人體縱向劃分為10個區帶，每條區帶都是人體全息的縮影，再結合德國的手部民間治療，發展出有關手掌病理按摩的理論基礎。在瑞士、丹麥等有設立相關學校來培育此專業人才。圖 1-19 顯示出人體全身在手掌上的縮影，而圖 1-20 則是顯示出各器官在手掌上的分部。

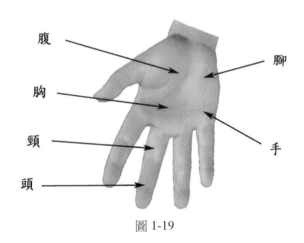

圖 1-19

㈤第二掌骨

西元 1973 年，學者張穎清先生發表了第二掌骨側穴位的排列規律，第二掌骨側穴位群的分布就如同人體成比例的縮

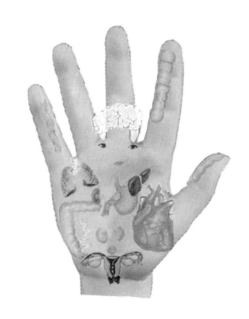

圖 1-20

小。這是他在以針灸治病時發覺的現象，再經過深入研究而確認此一新的穴位系統，稱之為「第二掌骨側穴位群」。第二掌骨側穴位群的穴名，是以反映或治療疾病的部位與器官組織來命名，如圖 1-21 所顯示，遠心端是頭穴，近心端是足穴，頭穴與足穴連線的中點是胃穴，胃穴與頭穴連線的中點是肺心穴，肺心穴與胃穴間是肝穴，肺心穴與頭穴間等分兩點分別為頸穴和上肢穴，胃穴與足穴連線中點是腰腹穴，腰腹穴與胃穴間等分兩點分別為十二指腸穴和腎穴，腰腹穴與足穴間是下腹穴。各全息穴位包含多個部位與器官組織，如表 1-3 所列。

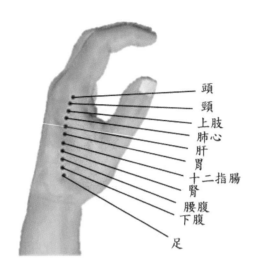

圖 1-21

表 1-3　全息穴位之部位與器官組織對應表

穴名	部位	器官組織
頭穴	頭部	頭、腦、面、眼、耳、鼻、口、齒、咽、扁桃體
頸穴	頸部	頸、頸椎、咽喉、甲狀腺、氣管上段、食道上段
上肢穴	上肢部位	肩、上肢、肘、腕、手、氣管中段、食道中段
肺心穴	肺心部位	肺、心、胸、乳腺、氣管下段、支氣管、食管下段、背、胸腺、肋骨、胸椎上段
肝穴	肝部位	肝、膽、脅肋、胸椎中段
胃穴	胃部位	胃、脾、胰、胸椎下段
十二指腸穴	十二指腸部位	十二指腸、胃幽門部
腎穴	腎部位	腎、小腸、大腸、腰椎
腰腹穴	腰腹部	腰、臍、小腸、大腸、腰椎

續表 1-3

穴名	部位	器官組織
下腹穴	下腹部	下腹、子宮、卵巢、睪丸、膀胱、尿道、陰道、闌尾、直腸、坐骨神經、薦椎
足穴	腿足部位	足、下肢、薦椎、尾骨、髖、膝關節、踝關節

㈥**背部**

在人體的背部可分為八個全息區，以下簡單介紹，如圖 1-22 所示。

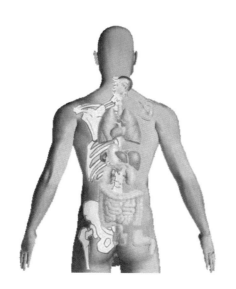

圖 1-22

1. 後頭頸項區：包括頸椎第一至七椎之間及其兩側。

2. 後背肺心區：包括胸椎第一至六椎之間及其兩側旁

開一至六寸。

3.後背肝木區：包括胸椎第六至九椎之間及其兩側旁開一至六寸。

4.腰背脾胃區：包括胸椎第九至十二椎之間及其兩側。

5.腰背腎水區：包括胸椎第十二椎到腰椎第五椎之間及其旁兩側。

6.臀部坐骨區：位在骶椎及其兩側。

7.雙側肩背區：位在雙側肩膀上。

8.肩胛手足區：包括胸椎第二至第九椎旁開一寸以及膏肓穴、肩胛骨上一帶與手臂外側。

㈦足部

十六世紀中，有兩位當時在中國擔任駐使的醫師，將中國的足底按摩介紹到歐洲。美國醫學博士費茲傑拉德（Fitzgerald）醫師應用中國的經絡理論提出區帶治療法，再與其學生英哈姆（Ingham）治療師依據反射區圖，繪出足部的反射區。他們的足部全息圖完成與臨床推廣，引起了西方醫學界的重視，繼而英國、德國、瑞士、奧地利、前蘇聯等國學者也相繼發表了反射區療法的相關論著。這些學者們以解剖學、神經生理學等基礎醫學理論為依據，並結合臨床實務經驗，逐步形成現在更完整的足部全息圖。足部反射區域將人體各器官組織投射到足的各反射區中，如圖 1-23 所示。

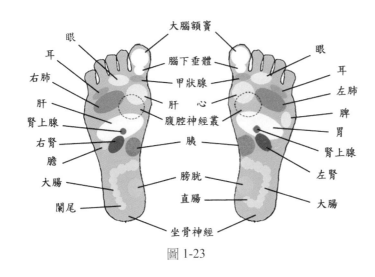

圖 1-23

結　語

　　中醫向來強調保健與養生，清代醫師錢襄著作《待疾要譜》，是中國最早一本養生專著，書中寫了一首「十叟長壽歌」，表達了百歲老人延年益壽與防病防老的經驗，是一本相當具有中國醫學特色的保健書籍。中醫向來重視護理與保健，主張三分治療、七分護理，在《黃帝內經》中就系統地論述了中醫護理與保健的相關內容，包括精神修養、個人衛生、環境衛生、飲食護理與禁忌、用藥護理等。中醫護理與保健之原則與特點主要是表現在「整體觀念」與「辨證論治」，以陰陽五行學說為原則，以臟腑經絡學說為基礎，以四診八綱為辨證依據，強調整體性原則和個體性原則相結合的醫學，其核心思想

是以人體的五臟（肝、心、脾、肺與腎）為中心，透過經絡氣血，聯繫內外上下的一個有機整體。

本書中的中醫護理與保健方法，在操作之前，首要是先認識幾個常見的施術體位，應使施術者能夠正確取穴、操作方便，受術者感到舒適自然，並能持久配合為原則。常用的體位有以下幾種：

1. 仰臥位

適用於胸腹部、頭部、面部、頸部、四肢前側的中醫護理與保健法。（圖 1-24）

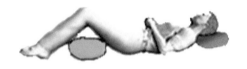

仰 臥 位

圖 1-24

2. 俯臥位

適用於頭、頸、肩、背、腰、四肢後側的中醫護理與保健法。（圖 1-25）

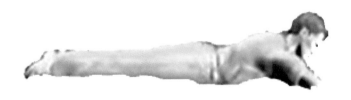

俯 臥 位

圖 1-25

3.側臥位

適用於頭部、面頰一側、頸項和側腹、側胸以及上下肢該側的中醫護理與保健法。（圖 1-26）

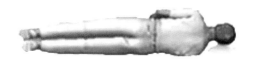

側臥位

圖 1-26

4.仰靠坐位

適用於前頭、顏面、頸前和上胸部的中醫護理與保健法。（圖 1-27）

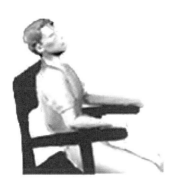

仰靠坐位

圖 1-27

5.俯伏坐位

　　適用於頭頂、後頭、頸背部的中醫護理保與健法。（圖 1-28）

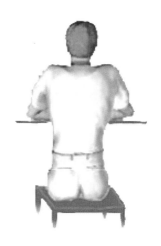

俯伏坐位

圖 1-28

第二章 拔罐法

　　中醫護理與保健涵蓋很多種類的療護方法，有一類是透過局部皮膚的表面刺激作用，以增加微循環與經絡的傳導，常見的有拔罐法、刮痧法、艾灸法、梅花針法、刺絡放血法、耳豆保健法、按摩推拿法、養生健身法等。其中拔罐法比其他方法更能依據皮膚傳導的理論，除了可以吸出位於人體表面的風、寒、濕、熱、毒、瘀血等有害物質，又可以藉由皮部而發揮作用於人體內部，進而達到調臟腑、和營衛、行氣血、通經絡等功效。

　　本章將針對拔罐法之緣由、發展、原理、機轉、用具、分類、步驟、適應症以及禁忌症等，一一介紹中醫保健護理之拔罐法，讀者可以與學習光碟一同使用，相信對您健康的收穫會更多。

第一節　拔罐法之起源與發展

一、拔罐法之緣由

　　拔罐法在中國傳統醫學的悠久發展歷史中，占有相當重要的地位。古代時稱拔罐法為「角法」，因為古時是採用牲畜的角，例如牛角、羊角，將這些角鑿成有孔的筒狀，製作完成的角便可以用於吸除身上的膿血或瘀血。拔罐法又稱為「拔罐

子」、「瘀血療法」，法國則稱為「杯術」，而日本稱為「真空淨血療法」。當拔罐法是否有配合刺絡放血法時，則又分別稱為「乾角法」與「濕角法」。至今，非洲還有不少民間治療者，仍沿用獸角進行拔罐。拔罐法的應用既廣泛又方便，然而要想隨心所欲地應用拔罐法，則必須先具備中醫經絡俞穴的相關知識，如在辨證後才執行與應用，較能真正發揮拔罐法的效益。

二、拔罐法之發展

拔罐法的發展可以追溯自西元前 168 年，湖南省長沙馬王堆出土的《五十二病方・三四・牡痔》中，便記載了有關「角法」的使用。繼而於西元 281 年，晉代醫學家葛洪在《肘後備急方》中說明「角法」可以來治療外科的瘡、瘍等。西元 752 年，唐代著名的外科醫生王燾在《外臺秘要》一書中，曾經介紹過「竹筒火罐」用於疾病的治療。西元 1765 年，清代趙學敏、吳尚則分別在他們所撰寫的《本草綱目拾遺》、《理瀹駢文》中，都對「火罐」的使用方法、適應症等詳細描述。尤其趙學敏在他的書中，還記述了拔火罐法的應用地區、出處、形狀、適應症、使用方法、優點等，可以說是當時記載拔罐法最完備的一部書。此外，清代吳謙在《醫宗金鑑》中，也記載了拔罐可以配合中藥、針刺來治療膿腫、婦科病症等。至此，拔罐法的發展與原理記載已成形，本章將針對當代人們健康護理的考量，提供拔罐法應用的參考。

經過漫長的歷史演變，拔罐法的罐具、排氣方法、罐法、配合其他方法、臨床應用範疇等方面均有相當大的演進。在拔罐法的罐具方面，從獸角發展為竹罐、木罐、銅罐、鐵罐、鋁罐、陶罐、瓷罐、玻璃罐，乃至於近年來改良製成的橡膠罐、塑膠罐、有機玻璃纖維罐、電熱罐、磁療罐、紅外線罐、紫外線罐、雷射罐、離子透入罐等，其種類之多，可以提供使用者更多的選擇。罐具的尺寸型號由常用的幾個型號（直徑 1～4 公分），發展為小至可用於耳穴、耳道、鼻道，大至可容納整個身體。罐具的形狀由只能用於人體較平坦部位的平口罐，發展為各種特殊形狀的罐子，以適用於人體各部位，例如手指、腳趾、耳道、鼻孔、手、腳、上肢、下肢、軀幹等。

　　在排氣方法方面，從吸吮排氣法、火力排氣法、水煮排氣法、水蒸氣排氣法、藥煮排氣法、藥蒸排氣法等，發展為擠壓排氣法、注射器排氣法、空氣唧筒排氣法、排氣球排氣法、電動抽氣機排氣法等。甚至在拔罐的負壓控制由人為經驗控制，發展為真空壓力表來測量，根據所測得的數值，可以隨時以注入或抽出空氣以調節壓力。在手法方面，從留罐法，發展為閃罐法、走罐法、提罐法、按罐法、搖罐法。在配伍方面，罐法從單一方法使用到可以相互配伍使用，例如提罐法、按罐法、搖罐法可以配伍用於走罐法、留罐法、閃罐法。拔罐和其他方法配合的應用，從可以配合毫針、火針、指針、梅花針、三稜針、割治、挑治、艾灸、按摩、藥物、石蠟、面墊等，發展為

可以配合電針、磁碇針、穴位注射、雷射針、紅外線照射、電動按摩器按摩、紫外線照射、磁療、電熱器件、離子透入等。

此外，拔罐法的護理應用，從吸拔膿血和療護風寒痹病、虛勞喘嗽等少數症狀，發展為療護傳染病、內科、外科、婦產科、兒科、五官科、皮膚科的上百種症狀，以及一些疾病的診斷、預防。這些演化之趨勢都使得拔罐法之應用更為廣泛，且易於推廣在日常生活之保健護理。

第二節　拔罐法之理論

一、拔罐法之原理

拔罐法是以罐子為主要用具，藉由燃燒、熱蒸或抽吸等物理方法來排除罐內的空氣，使罐內產生負壓，繼而讓罐子吸附於人體的皮膚表面上，造成局部微血管產生充血現象。根據中醫學原理，拔罐是利用五行中火水相侮的原理，透過火的特性，直接在人體的局部皮膚產生溫熱、刺激作用，間接使局部血管擴張、促進局部血液循環、改善瘀血狀態、加強新陳代謝、改變局部組織營養狀態、增強血管壁通透性及白血球吞噬活力、增強局部耐受性及機體抵抗力，從而促使身體的不適感或疾病好轉的作用。

二、拔罐法之機轉

拔罐法的治療機轉較為複雜，至今尚無科學驗證的確切肯定結論。然而現代醫學認為拔罐法治療可以產生局部和全身的

反應，在局部反應方面，因為身體表面產生瘀血現象，能夠加快局部的血液循環、旺盛新陳代謝、改善營養情況、改變血管之緊張度與黏膜滲透作用，進而加速了淋巴循環、增強吞噬作用，使身體增加抵抗力等。這是藉由毛細血管的破裂，產生局部瘀血而引發自身溶血現象，繼而提供身體一個弱刺激，此刺激通過神經，最後作用於大腦皮質，並發生一連串的反射性反應，而讓身體的防禦力增強，病理過程好轉，有時甚至可以完全抑制病理過程，使疾病痊癒。在全身反應方面，是因局部反應引發了身體反射性的反應後，隨即會在身體內產生一種名為類組織胺（Histamine-like）的物質。這個物質會經由體液的循環而流到全身各處，去刺激身體各個器官以增強其功能活動，進而提高身體的抵抗力。

三、拔罐法之作用與目的

根據中醫學理論，拔罐法不僅可以吸拔出體表的風寒濕邪，還可以通過俞穴，藉由促進身體新陳代謝、改善人體微循環、提高人體免疫機能等功效，達到清熱排毒、疏通經絡、行氣活血等作用。其主要的目的有溫經通絡、溫散寒邪、逐寒祛濕、行氣活血、止痛消腫、拔膿去腐。因此，此法多應用於風濕痺痛、頭痛、外感風寒、咳嗽、喘逆、急性扭傷、肩胛痛、上背痛、腰痛、腿痛、面癱、半身不遂、腹瀉、消化不良、胃痛、腹痛、痛經、月經不調、胃腸功能失調及神經、血液、婦科等症狀。

由於拔罐法作用於人體的面積可以很大，所以不只包括了對單一俞穴或是多個俞穴的療護作用，還包括了對絡脈、孫絡以至皮部的療護作用，特別是皮部。拔罐法的溫熱刺激可增強經絡的感傳，拔罐法的吸力可刺激皮膚大量的神經末梢感受器，反射性地影響整個身體。拔罐後的局部瘀血、滲出物（特別是水泡），往往要幾天後才能吸收，對表面皮膚會形成一個持久的良性刺激，藉由此刺激，可通過皮膚感受器和血管感受器的反射途徑，傳到大腦中樞神經系統，調節興奮與抑制過程，使之趨於平衡，加強對身體各部分的調節和管制功能，使療護部位皮膚所相應的內臟及組織新陳代謝旺盛、細胞吞噬活動增強，促進機能之恢復，從而促進症狀的迅速痊癒。

　　拔罐法若能適當配合其他中醫治療方法，例如藥物、針灸、推拿等，將會使治療效果加倍。常用的走罐法就具有和按摩推拿法相似的效益（想進一步了解按摩推拿法，可參閱本書第七章），可以改善皮膚的呼吸和營養，有利於汗腺和皮脂腺的分泌，對關節、肌腱具有增強彈性、活動性以及周圍血液循環的作用。拔罐法以緩慢而輕的手法對神經系統具有鎮靜作用，急速而重的手法則對神經系統具有興奮作用。在神經系統的作用下，可增加肌肉的血流量，增強肌肉的強度與耐力，並防止肌肉萎縮；可以加深呼吸；可以增強胃腸蠕動，興奮支配腹部器官的神經，促進胃腸等臟器的分泌功能；調整肌肉與內臟血液流量及儲備的分布情況等。

對於拔罐法的療護作用，目前已有研究結果顯示，可以延長周圍神經 H 和 F 波的傳導作用，使人體產生肌電活動；可以改善微循環，增強心臟搏動，降低周邊血管阻力。日本的黑岩東五曾經用自己研製的電氣真空淨血治療器，對拔罐形成的瘀血進行血清、血細胞等方面的檢驗，其驗證的結果證實，拔罐可以吸拔出體內有害物質，使人體恢復健康。在黑岩東五的《真空淨血療法》中指出，皮膚接受拔罐法時會產生氣體的分壓差，具有如同肺泡能進行氣體交換的淨血作用。也有學者使用皮膚二氧化碳測定儀，測出皮膚接受拔罐前後，皮膚的二氧化碳值有明顯的改變。因此，藉由拔罐法是可達到中醫所謂的「未病可防發病，已病可防傳變」之效益。

第三節　拔罐法之用具

　　拔罐法依據所使用的罐具、選用穴位或部位、罐法、配伍方法等不同，而具有溫經散寒、行氣活血、疏經活絡、溫固陽氣、袪風除濕、清熱瀉火等的不同效益。在臨床中，根據辨證後所選擇適當的罐具、穴位或部位外，還應根據辨證選擇適當的罐法及配伍治療方法。隨著醫學科技的研究發展，拔罐用具的材質也有新的發展與製成。在此，依照用火的有無而將其區分為火罐和抽氣罐。目前，常用的火罐工具有竹罐、陶罐和玻璃罐等三種材質。在用具大小尺度的選擇上，大口徑的罐具用於腰部、背部及臀部，小口徑則用於四肢、頸部及關節部位。

此外，亦可以依照拔罐之形式，區分為火罐、水罐和抽氣罐。以下將一一介紹，可以參照光碟一起使用，以快速了解更多的拔罐用具內容。

一、用具種類

㈠竹罐

竹罐是選取淡黃、微綠、質堅硬、直徑 3～5 公分的竹子，製成 6～8 公分或 8～10 公分長的竹管。竹管的一端留節作為罐底，另一端作為罐口，而中段宜略粗，罐口須用砂紙打磨光滑。竹罐可做火罐用，亦可做藥罐用。

㈡陶罐

陶罐是用陶土燒製而成的不同型號、口圓肚大之火罐，罐口光滑、兩端較小，中間略向外展，形如腰鼓。陶罐表面要塗上黑釉或黃釉，再經燒製而成，罐口的直徑一般有 5 公分、10 公分、15 公分，罐子愈大，則吸拔力愈大。

㈢玻璃罐

用玻璃製成之罐子，罐口光滑，肚大口小，罐口平滑。依照適用身體部位的不同，分成大、中、小等各種不同型號的玻璃罐。

㈣抽氣罐

抽氣罐是用一種特製的罐具和抽氣裝置構成，抽氣拔罐是頂端有活塞，可以抽氣的罐具。所以，可以利用抽氣罐或是接上抽吸空氣的儀器抽去罐內的空氣，進而產生負壓。

㈤代用罐

在罐具無法準備的緊急情況下可使用的罐具。代用罐是利用玻璃廣口瓶、厚玻璃杯等作為火罐代用品。杯瓶口徑以直徑5 公分左右為宜，要注意瓶口光滑度且無破損，以防刺傷皮肉。

二、各類用具之優缺點比較

㈠竹罐

竹罐的優點是製作簡便、輕巧、價廉，不易摔碎，使用前須先用水浸泡數分鐘，防止罐子漏氣。缺點則是易燥裂、漏氣，無法隨時觀察到罐內燃燒、吸附、局部充血，瘀血及加用放血療法後的出血情況。

㈡陶罐

陶罐的優點是經濟實用、吸拔力大，缺點則是易破碎，且無法隨時觀察到罐內燃燒、吸附、局部充血，瘀血及加用放血療法後的出血情況。

㈢玻璃罐

玻璃罐的優點是質地透明，可以隨時觀察罐內皮膚瘀血程度，便於掌握時間，其缺點是容易撞碎損壞，如罐口不平，還可能刺傷皮膚，產生疼痛，影響留罐時間。

㈣抽氣罐

抽氣罐的優點是比較不易摔破、能避免燙傷、容易操作、攜帶方便且經濟實用，吸拔力大，患者亦可自行操作使用；其

缺點是無溫熱作用。

㈤代用罐

代用罐的優點是在無罐具使用之情形下，可供救急使用，取材容易；其缺點是吸拔力差、易摔碎，且易因製作過程不一，間接造成皮膚之刮傷或刺傷。

表 2-1 整理出拔罐用具之優缺點。

表 2-1　拔罐用具優缺點之比較

種　類	優　　　點	缺　　　點
竹筒罐	製作簡便，不易摔碎	無法觀察罐內情況；易裂開；使用後若未陰乾易發霉
陶製罐	經濟實用，吸拔力大	無法觀察罐內情況；易摔碎
玻璃罐	臨床上常用，具有溫熱作用，吸拔力佳	易摔碎
抽氣罐	使用簡便，容易操作	無溫熱作用
代用罐	供救急使用，取材容易	吸拔力差；易摔碎

第四節　拔罐法之種類

依照排氣的形式、拔罐的形式、運用的形式等三方面一一介紹，不論採用哪一種形式或方法，都需注意的是操作方法必須純熟與穩當，以免不必要的傷害。

一、依照排氣的形式分類

可以分成火罐、水罐及抽氣罐，說明如下。

(一)火罐法

火罐是利用火力排去罐內的空氣，使罐內產生負壓；又可分成以下常見的五種方法。

1.投火法

投火法是將長紙片一張折成∧形，點燃至旺盛時，凹面向下，投入罐內，然後迅速將罐口按在所要吸拔之穴位或部位。宜讓受術者採用坐位姿勢，以免紙片掉落皮膚上造成灼傷。（請見圖 2-1）

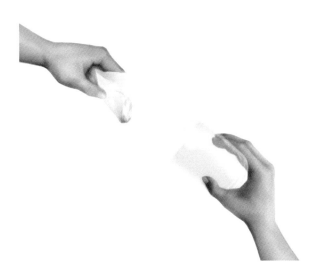

圖 2-1

2.閃火法

閃火法是將沾有 95%酒精的引火棒點燃，然後將火燄送入罐內，並在罐內壁回旋一下再迅速抽出，再迅速將罐口按在

所要吸拔之穴位或部位。此法安全性較高,也常被使用,可以讓受術者採取臥位姿勢。(請見圖 2-2)

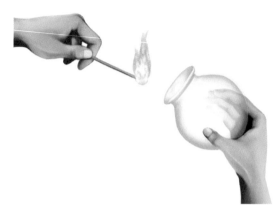

圖 2-2

3.滴酒法

滴酒法是將酒精滴1～2滴在罐內中段,然後將罐子橫倒,轉動幾次,再用火點著,且迅速扣在應拔的穴位或部位上。酒精不宜太多,並讓受術者採取坐位姿勢,以免酒精滴在皮膚上而引起灼傷。(請見圖 2-3)

4.貼棉法

貼棉法是用薄薄一小片棉花,以酒精浸濕後,貼在罐內壁上中段,用火點著,並迅速扣上,即能吸住。宜讓受術者採取坐位姿勢,以免棉片掉落皮膚上而造成灼傷。(請見圖 2-4)

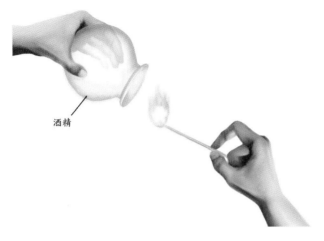

酒精

圖 2-3

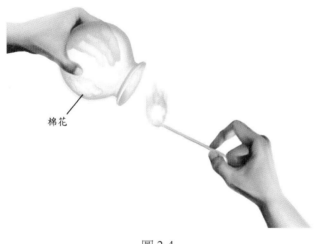

棉花

圖 2-4

5.布架法

布架法有二種方式，一種是將銅錢用紗布包上，做成毽子樣，留一寸長，上端沾酒精點燃後放在皮膚上，然後將火罐扣

上；另一種是用一圓形硬質橡皮擦或膠木瓶塞，置於應拔的穴位或部位皮膚上，其上放 95%酒精棉球一個，點燃後將火罐（最好是用玻璃火罐）立即扣上，火罐自然吸附於皮膚上。宜讓受術者採取臥位姿勢，以免布架固定不穩，掉落在皮膚上而造成灼傷。（請見圖 2-5）

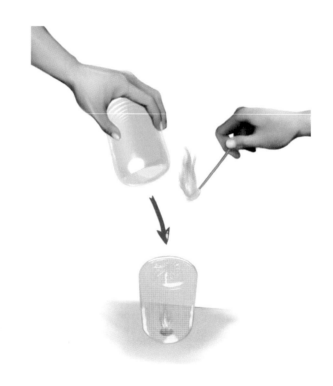

圖 2-5

㈡水罐法

水罐法是利用煮水來排除竹罐內的空氣，進而產生負壓。

一般用竹製成罐子，先將藥物裝入布袋中，再放在清水內煎煮，爾後將竹罐投入藥汁煎煮 15 分鐘，將罐子顛倒取出，用毛巾摺疊數層，緊悶罐口，趁熱將罐按在欲拔罐的穴位或部位上，小心勿燙傷皮膚。此法具有火罐之吸拔功效，又有溫水和藥液作用於皮膚經絡之效，使其達到療護的一種方法。（請見圖 2-6）

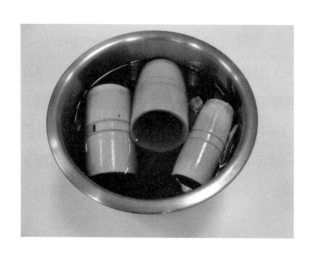

圖 2-6

㈢抽氣罐法

抽氣罐法的抽氣罐是用一種特製的罐具和抽氣裝置構成，利用儀器抽去罐內的空氣產生負壓。抽氣拔罐法具有吸拔的功效，使其能作用於皮膚經絡，以達到療護的一種方法。（請見圖 2-7）

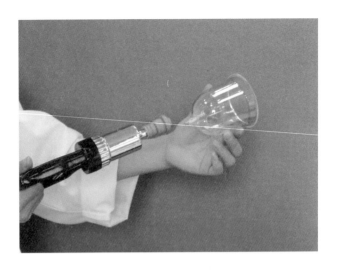

圖 2-7

二、依照拔罐的形式分類

又可分成坐罐手法、閃罐手法及走罐手法，說明如下。

(一)坐罐

坐罐手法也稱為留罐手法。當罐扣在一定的穴位或部位後，留置 10～20 分鐘再起罐，此法常被使用。依扣罐瓶數多寡，又可分成單罐（一次拔一罐），以及多罐（在肌肉豐厚處拔 2～5 罐不等）。至於罐數的多寡，應根據部位與實際情形調整，如腰背部可以同時置 4～8 罐，一般部位可置 1～3 罐。（請見圖 2-8）

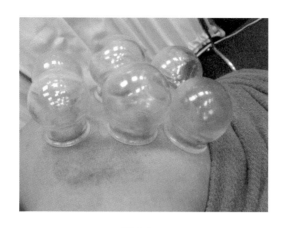

圖 2-8

㈡閃罐

閃罐手法是運用閃火法將罐扣上後立即起罐，然後再次閃火扣上又起下，如此重複多次。閃罐適用於局部麻木或功能減退的虛證。

㈢走罐

走罐手法又稱推罐手法，宜用於肌肉豐厚、面積大的部位，如背腰、臀、大腿等處。首先，在拔罐部位塗上凡士林，繼而將罐扣拔在一定部位的皮膚上，右手握穩罐子，左手拉罐向下滑移，達到一定的走罐距離後，再將左手緊按下端皮膚，右手推罐向上滑移，沿著經絡循行方向或經絡瘀阻部位推移火罐，可以疏通經氣，使氣血流暢，改善經絡流注方向的輸入轉運，並使之營養臟腑與肌膚。如此重複數次至皮膚紅暈，起罐後可以擦去皮膚上的潤滑介質。走罐手法適用於感冒後腰背部

疼痛、腰肌勞損、四肢疼痛、支氣管炎、哮喘等,亦可用於醫療保健、疾病預防、消除疲勞。

㈣旋轉滑罐

旋轉滑罐手法是指在火罐吸附後將罐旋轉滑動,以達到驅散邪氣積聚、引經通暢、氣血舒達的效益。旋轉滑罐手法適用於肩關節周圍炎、腰肌勞損、膝關節痛、腰扭傷、膈肌痙攣、改善心腎供血等。其操作方法有如下數種:

1.左右旋轉

按照走罐法操作過程置罐後,以左手扶罐,右手拿住罐底,於置罐部位原地從左向右、從右至左旋轉,重複旋轉30～50次。

2.提放旋轉

置罐後,右手持罐底,左手護罐口周圍,將罐輕輕提走,並同時微作旋轉,然後放下,重複起落 30～50 次。

3.滑動旋轉

置罐後,左右手相互交替,將罐依一定方向,以圓形滑動旋轉罐子。

三、依照運用的形式分類

依照運用的形式可以分成藥罐手法、針罐手法及刺絡拔罐手法,說明如下。

㈠藥罐

藥罐手法又稱做水罐法。依據需要選用適當的藥物,一般

常用的有清熱解毒藥、消腫止痛藥、疏風清熱藥、止咳平喘化痰藥、袪風散寒化濕藥等。此法具有火罐之吸拔效益，又有溫水和藥液作用於皮膚經絡之效益，而達到療護的一種方法（請見圖 2-6）。

㈡**針罐**

針罐手法是在拔罐前使用針刺的療護方法，所以有針、罐雙重作用的效果。在選定的穴位，先以針刺得氣後留針，再將火罐以閃火法迅速套扣在留針的皮膚上。針罐手法多用於療護深部的頑疾，對於重症及病情複雜者尤為適用，但胸背頸部等容易發生氣胸之處，則不適宜採用此法。（請見圖 2-9）

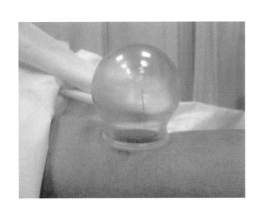

圖 2-9

㈢**刺絡拔罐**

刺絡拔罐手法是在拔罐前用三稜針或皮膚針刺破皮膚表面，施行刺絡出血法後再拔罐法。刺絡放血的部位可以選擇靜

脈、穴位、患部等。刺絡放血法有緩刺、速刺、挑刺、圍刺及散刺。刺絡拔罐手法宜選用玻璃罐配合，以利觀察刺絡放血後出血的情形。刺絡拔罐手法適用於各種風寒濕痹所致的腰腿痛、肩胛上痛、背部疼痛、急性胃腸道炎症、皮膚病、婦女病、急性癰癤等。（請見圖 2-10）

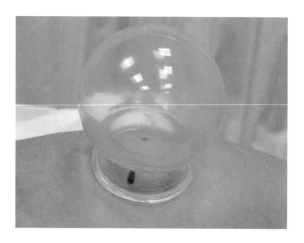

圖 2-10

第五節　拔罐法之用物準備

　　介紹最常使用於拔罐法的火罐及抽氣罐等相關用物準備，可以搭配光碟一起使用，相信更收事半功倍之效。

一、火罐之準備用物

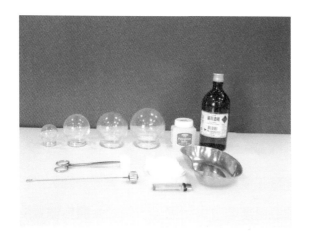

圖 2-11

*1.*玻璃罐

*2.*止血鉗

*3.*引火棒

*4.*打火機

*5.*紗布

*6.*彎盆

7.凡士林

8. 95%酒精

*9.*毛巾

二、抽氣罐之準備用物

1. 抽氣罐

2. 紗布

3. 凡士林

4. 毛巾

第六節　拔火罐療法之操作及療程

　　清代趙學敏《本草綱目拾遺》，詳細介紹火排氣拔陶瓷罐的方法。罹患風寒多可以用火罐，例如頭痛扣在太陽、腦戶、巔頂等穴位，腹痛則扣在肚臍。罐得火氣後，扣在身體則可吸附住，受術者會覺有一股暖氣，從毛孔滲入身體，一段時間後，火力用盡後罐子自然會脫落。拔罐時，皮膚上會有紅暈現象、罐中會有氣水，這表示身體的風寒盡出，故有益於治風寒頭痛。就操作過程、療護過程以及正常現象說明如下，可以參照光碟一併學習。

一、拔火罐之操作過程

　　1. 施罐前必須查明病情，明確診斷。

　　2. 選擇適合之玻璃罐尺寸，仔細檢查罐口有無殘缺和破損、是否光滑。

　　3. 物品備齊後，選取適當穴位或部位，並用熱毛巾將局部擦拭乾淨。

　　4. 準備受術者的舒服臥位姿勢，並給予應有的遮蔽。

*5.*在選取的部位塗抹適量的潤滑介質。

*6.*引火棒以95%酒精沾濕點火後，迅速至罐內邊緣刷一下後取出，並扣在施術部位上。

7.閃罐手法：

火罐吸附後馬上拔下，反覆數次，可採田字型輪流交替扣罐，至局部潮紅為止。

8.走罐手法：

吸拔後在皮膚表面來回推拉，此法用較大的罐子，罐口須平滑整齊，並使用潤滑介質，然後將罐子上、下、左、右來回拉移 3～5 次，適用在面積較大、肌肉豐富的部位。

9.留罐手法：

一般留置 10～15 分鐘，待局部皮膚充血、瘀血呈紫紅色即可起罐。留罐應通過透明玻璃，留心察觀罐內瘀血的情形。如果發現瘀血皮膚有變白或褐現象，表示即要出現水泡，應立即起罐，以避免水泡形成。留罐時間的長短，應以患者的體質、病情的性質而決定。如果體質強壯屬風寒濕痺證，或局部疼痛較為嚴重，則留罐的時間應適當延長，可至 30 分鐘，但以不出水泡為原則。如果患者有臟腑病而體質較弱，病情又較重，則留罐的時間應盡量縮短一些，留罐 8～10 分鐘即可。

10.起罐手法：

以右手握住罐身，以左手拇指或食指略按壓罐口旁的皮膚，使空氣從指按的縫隙中進入罐內，如此罐子可以很容易脫

落。起罐後,以紗布在拔罐部位做適度的按揉,促進局部血液循環,並減緩拔罐部位凸起的不適感。(請見圖 2-12)

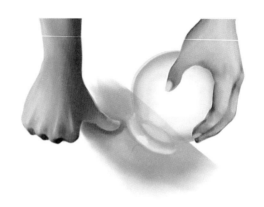

圖 2-12

二、抽氣罐之操作過程

　　1. 施罐前必須查明病情,明確診斷。

　　2. 選擇適合之玻璃罐尺寸,仔細檢查罐口有無殘缺和破損、是否光滑。

　　3. 物品備齊後,選取適當的穴位或部位,並用熱毛巾將選取部位擦拭乾淨。

　　4. 準備受術者的舒服臥位姿勢,並給予應有的遮蔽

　　5. 在選取適當的部位塗抹適量的潤滑介質。

　　6. 取出抽氣拔罐柄,接上橡皮頭,再選取尺寸適宜的罐口接上,來回抽氣即可,須視患者的感受來調整抽氣的壓

力。

7.起罐手法：

將罐口上的閥向上輕提即可。起罐後，可以紗布在拔罐部位做適度按揉，以促進局部血液循環，並減緩拔罐部位凸起的不適感。

三、正常現象

施行拔罐法後，拔罐處的局部皮膚呈紅紫色而潮潤、有罐口深痕、中央凸起等都是正常現象（請見圖2-13）。若拔罐部位的皮膚顏色呈現紫黑色，則以紗布覆蓋好，以防擦破皮膚；若有燙傷或是水泡，則以一般外科消毒傷口方法給予適當敷料覆蓋，以防止化膿感染。

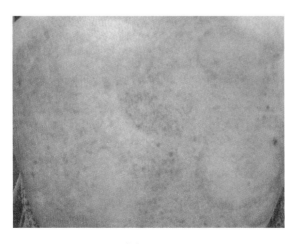

圖 2-13

四、拔罐法的療程

拔罐法可以隔日或每日拔罐 1 次，如果是每日拔罐 1 次，則必須更換穴位與部位。有時用於急性症，例如腹瀉、重症風濕等，每日可拔罐 2 次。但一日多次的措施，留罐時間不應過長。火罐法一般以10次為一個療程，慢性症可以連續進行2～3個療程。

第七節　拔罐法之注意事項及禁忌

一、注意事項

　　1.環境

避免暴露、吹風、著涼。冬季尤要注意室溫的保持與受術者的保暖。

　　2.部位：

平坦，避開皺襞、多毛髮以及骨頭突起處。

　　3.姿勢：

宜採取坐式、臥式。

　　4.用具：

準備宜齊全，並做用具事前之安全檢查。

　　5.手法：

宜純熟穩當，勿燙傷患者。為避免燙傷，可在拔罐處塗抹潤滑的介質，以保護皮膚。切忌讓罐口沾到酒精，因為沾到酒精的罐口易造成燒燙傷。

*6.*起罐：

勿強力取下，以免皮膚損傷。

*7.*若於同部位重複拔罐，宜選擇未曾拔罐的部位。

*8.*走罐手法多用於身體表面較平坦部位。例如肩、背、腰、臀、上腹、側胸壁等處。

*9.*走罐時，推力要均勻，左手可協助展平前方之皮肉。

*10.*閃火法時，火力不可過大，以防吸附太深，而難以進行閃火拔罐。

二、禁忌症

*1.*勿在過飢、過飽及過度緊張的情況下進行拔罐。

*2.*年齡：

七十歲以上的老人或六歲以下的幼童，選擇拔罐時宜謹慎處理。

*3.*疾病：

白血病、血友病、血小板減少性紫癜、過敏性紫癜等凝血功能障礙患者，或極度衰弱消瘦、精神疾病、癲癇、有併發症糖尿病，或中、重度心臟病等患者，皆不宜拔罐。

*4.*皮膚狀況：

潰瘍、皮膚過敏、水腫、關節凹凸不平的部位以及皮膚過於鬆弛的部位，均不宜應用。

*5.*其他：

大血管處，高熱、抽搐、痙攣者，孕婦的腹部及腰骶部，皆不宜拔罐。

三、拔罐法護理

施行拔罐法後，因身體皮膚表面的毛細孔已開，應留心拔罐後的護理，以免效果尚未達到，反而招致感冒或是其他身體不適的情況。

1. 拔罐後，宜飲用500～1000cc的溫開水，休息片刻，因拔罐使汗孔開泄，邪氣外排，會消耗體力與津液。

2. 拔罐後的2～3小時內應避免入浴，須待皮膚毛孔閉合恢復原狀，以避免風寒之邪侵襲。

3. 拔罐後的2～3小時內，應避免飲用油膩、生冷的飲料或食物。

4. 拔罐後的2～3小時內，宜給予拔罐部位適度的保暖，並避免直接吹到冷風，以免感冒。

在拔罐過程中，要經常詢問受術者的感受，因每個人的體質不盡相同，可能有人會有暈罐的情形發生，當受術者感到頭暈、噁心、冒冷汗等症狀時，請盡速做以下處理：

1. 立即取下罐具。

2. 讓受術者平躺。

3. 若受術者意識清醒，則可以飲用溫開水。若受術者意識不清楚，則應用指甲重捏水溝（人中）穴或是刺激湧泉穴。

第八節　拔罐法之日常應用

在此介紹拔罐法之日常應用，有感冒、咳嗽、嘔吐、腰痛、腹瀉、頭痛、便秘、肩頸痠痛、失眠以及痛經等。

一、感冒

㈠感冒之原因

大多由病毒引起的急性呼吸道傳染病，臨床症狀為鼻塞、流鼻涕、咳嗽、頭痛、全身痠痛、四肢無力，惡寒發熱（體溫一般不超過 39℃），中醫稱感冒為時行感冒，一般來說，可分成以下三型：

　　1.風寒型：症狀為惡寒重、發熱輕、鼻塞、聲重、流清涕、咳嗽、痰白稀、口不覺得渴等。

　　2.風熱型：症狀為發熱重、惡寒輕或有汗出、頭脹痛、咽痛、咳嗽、痰黃稠、微渴欲飲等。

　　3.暑濕型：症狀為身熱、微惡風、少汗、肢體痠痛、頭昏重、脹痛、咳嗽痰黏、鼻塞、流濁涕、心煩口渴等，此型易見於夏季。

㈡感冒之拔罐法應用

可以應用的穴位有很多，在此列出幾個提供參考，您可依情形稍做增減，若仍有疑慮，不妨先與專業醫護人員請教後，再施行為宜。

　　1.風寒型：在大椎、風門、肺俞及中府等穴位先行閃

罐後，再留罐15～25分鐘。

2.風熱型：先在大椎穴消毒後進行刺絡拔罐，再於肺俞、曲池、合谷等穴位，進行留罐 20 分鐘。

3.暑濕型：先在大椎及中脘閃罐約20次，再於內關、公孫及膻中等穴進行留罐 15～20 分鐘。

4.全身痠痛：先在肺俞穴及大椎穴上閃罐約4～5次後，再取背部的督脈及膀胱經內側之循行經絡上，進行走罐，至皮膚成紅潤潮濕為止，繼而進行留罐約10～15分鐘後起罐。

5.上背痛：沿足太陽膀胱經之大椎穴起，經風門、肺俞、厥陰俞、督俞至膈俞止，從上至下反覆走罐 5 次。

6.腰骶部痛：從足太陽膀胱經的腎俞穴起，經氣海、大腸、關元、小腸、膀胱、中脘、白環俞止，從上至下反覆7次。

二、腰痛

(一)腰痛之原因

主要是因為腰部肌肉、筋膜、韌帶、軟組織的慢性損傷，包括腰肌勞損、腰椎間盤突出、強直性脊柱炎、腰椎橫突綜合症、脊椎肥大引起。臨床症狀為持續性腰部隱痛，遇涼、勞累則加重。屬中醫學「腰痛」範疇。

(二)腰痛之拔罐應用

1.取穴：取腎俞、腰陽關、次髎，留罐15～25分鐘，或用閃罐法，反覆吸拔，至皮膚潮紅為止。再取背部膀胱經俞

穴，走罐或排罐法。兩組俞穴交替使用，3日1次。

　　2.取穴：腎俞、氣海俞、腰眼、帶脈，針後拔罐5～10分鐘，屬寒濕或虛寒型者起罐後加艾灸，或用藥罐法。3天拔罐1次。

　　3.取穴：腎俞、命門、腰陽關、腰俞、白環俞、阿是穴、環跳、殷門、居髎、陽陵泉、飛揚。每次選3～4個穴位，採用竹罐具配合藥煮罐法。煮罐藥方根據《外科正宗》方加減：羌活、獨活、紫荊、艾葉、菖蒲、白芷、防風、當歸、甘草各15克，大蔥60克，加10碗水，煮沸後使用，其中防風與當歸是後人所添加使用。藥方可以使用6天，留罐15分鐘，隔日1次，10次為1療程，每療程間隔7天。

　　4.應用：在第5腰椎棘突與腰骶部間旁約1.5寸明顯壓痛處，用梅花針叩至皮膚微出血為止，然後用閃火法拔罐10～15分鐘，以拔出紫色瘀血為原則。隔日1次，5次為1療程。

三、腹瀉

㈠腹瀉之原因

中醫又名為泄瀉，即大便次數增多，糞便稀薄，甚至瀉出水樣的病證。一年四季可能發生，但感受外邪所引起的腹瀉，則以夏秋季節多見。引起腹瀉的原因有以下四種：

　　1.感受外邪

外感六淫邪氣，皆可發生腹瀉，而以濕邪最多見，故《醫

學三字經》有「濕氣盛，成五泄」之說。脾惡濕而喜燥，外感濕邪，最易困脾，脾失健運，水穀混雜而下，則成腹瀉。

2.飲食所傷

飲食過量，宿食內停，或恣食肥甘，濕熱內蘊，或多食生冷，飲食不潔，損傷脾胃，使脾胃失於運化，升降失調，精微、濕濁合汙而下，即會產生腹瀉。

3.情志失調

惱怒傷肝，木逆乘土，憂思氣結，脾運受制，運化失常，水穀不化，下趨腸道，而成腹瀉。

4.久病體虛

主要是因為飲食失調，疲倦內傷，久病使脾胃虛衰，運化失常，水穀停滯，清濁混雜而下遂成腹瀉。

㈡**腹瀉之拔罐應用**

1.取穴：以神闕穴為中心，包括兩側天樞穴的部位，進行拔罐，一般隔 1 天或隔 4 天一次，往往 1～3 次即可減輕或者痊癒。適用於大便溏薄、次數多，或為清冷灰白色的稀便，或為消化不良的稀便。

2.取穴：天樞、關元、足三里、上巨虛；每日或隔日一次，進行拔罐治療。本法適用於脾胃虛寒型泄瀉。

3.取穴：大腸俞、小腸俞、足三里、下巨虛。每日或隔日一次，進行拔罐治療。本法適用於脾胃虛寒型泄瀉。

四、頭痛

㈠頭痛之原因

頭痛是一種常見的自覺症狀，可單獨出現，亦可併見於多種急慢性疾病中。歷代醫書曾根據頭痛發病情況、疼痛部位，用許多不同的名稱分別記述。《素問・風論》有「腦風」、「首風」之名，指因風寒所致的頭痛病。《東垣十書・內外傷辨》將頭痛分為內傷頭痛與外感頭痛，根據症狀與病因的不同而有傷寒頭痛、濕熱頭痛、偏頭痛、真頭痛、氣虛頭痛、血虛頭痛、氣血俱虛頭痛以及厥逆頭痛等。

㈡頭痛之拔罐應用

1. 偏頭痛

在太陽穴附近一帶之病穴以及後頸項區直接取穴，或是在三重穴（外踝尖直上 3 寸向前橫開 1 寸後，直上 2、4 及 6 寸三個穴位）進行拔罐後，並留罐約 10 分鐘即可取罐。

2. 後頭痛

可直接在病穴區取穴，或是在後腦頸項區以及雙側肩背區進行拔罐後，並留罐約 10 分鐘即可取罐。

3. 前頭痛

可直接在病穴附近或是在後腦頸項區取穴進行拔罐後，並留罐約 10 分鐘即可取罐。

4. 項強區

可直接在病穴附近、後腦頸項區以及雙側肩背區取穴進行

拔罐後，並留罐約 10 分鐘即可取罐。

五、便秘

㈠便秘之原因

多因情緒不安、心煩等精神因素引起，也會因運動不足夠，過長時間的坐、臥而引發。少數則是因腦或脊髓疾病，使支配排便作用的直腸之神經功能受到損傷而引起。一般分為熱秘、氣秘、虛秘、冷秘型。

1.熱秘是大便乾燥，難於排出，面紅身熱，口乾口臭，多因進食辛辣、醇酒厚味，而使腸胃積熱。

2.氣秘是大便乾結，噯氣頻頻，腹中脹疼，飲食減少，多因憂愁思慮，久坐少動。

3.虛秘是有便意，但臨廁便下無力，大便並不乾結，面色蒼白，多因身體虛弱、久病產後。

4.冷秘是大便堅澀，排出困難，四肢不溫，喜熱怕冷，腹中冷痛，多因過食生冷食物。

㈡便秘之拔罐應用

1.熱秘

取穴：大椎、大腸俞、小腸俞、天樞、腎俞。先拔大椎穴、腎俞穴至大腸俞穴、小腸俞穴，再拔腹部的天樞穴。拔罐後留罐約 10 分鐘，即可起罐。

2.氣秘

取穴：大腸俞、小腸俞、天樞、腎俞、陽陵泉。先拔背部

的腎俞穴至大腸俞穴、小腸俞穴，再拔腹部的天樞穴，然後是下肢的陽陵穴。拔罐後留罐約 10 分鐘，即可起罐。

3.虛秘

取穴：大腸俞、小腸俞、腎俞、天樞、氣海、足三里、三陰交。先拔背部的腎俞穴至大腸俞穴、小腸俞穴，然後是腹部的天樞穴至氣海穴，再拔下肢的三陰交穴、足三里穴。拔罐後留罐約 10 分鐘，即可起罐。

4.冷秘

取穴：大腸俞、小腸俞、腎俞、天樞、氣海、關元。先拔背部的腎俞穴至大腸俞穴、小腸俞穴，再拔腹部的天樞穴、氣海穴、關元穴。拔罐後留罐約 10 分鐘，即可起罐。

六、肩頸痠痛

㈠肩頸痠痛之原因

因肩肌肉過勞、精神疲倦，或由不良的姿勢引起的，或因高血壓或低血壓所致，或是亂視、眼睛疲勞等眼睛疾病所造成。

㈡肩頸痠痛之拔罐應用

可直接在病位取穴或是雙側肩背區、腎關穴（脛骨內側髁下緣凹陷處直下 2.5 寸）進行拔罐。平時可洗溫水浴、熱敷來保溫肩到後頸部，或是常常做頸項、肩膀、手臂的運動。

七、失眠

㈠失眠之原因

是神經衰弱的常見症狀，屬中醫「不寐」範疇，分為以下幾型：

1. 心腎不交，心煩不寐或稍寐即醒，心悸不安，五心煩熱，頭暈耳鳴，腰膝痠軟，遺精。舌紅，脈細數。

2. 心脾兩虛，多夢易醒，醒後難以入睡，心悸健忘，飲食無味，或腹脹便溏，倦怠乏力，舌淡，苔薄白，脈細弱。

3. 肝鬱化火，多夢易驚，性情急躁易怒，胸脅脹滿，常嘆息，舌紅，苔黃，脈弦數。

4. 痰熱內擾，頭重，心煩口苦，痰多，胸悶，噁心，厭食，目眩。舌質偏紅，苔黃膩，脈滑數。

㈡失眠之拔罐應用

1. 取穴：神門、三陰交、內關、心腎不交加心俞、腎俞、太谿；心脾兩虛加心俞、厥陰俞、脾俞、足三里、安眠（在翳風與風池穴連線之中點處）；肝鬱化火加肝俞、曲池、太衝；痰熱內擾加豐隆、足三里、安眠。採用單純罐法，心腎不交型及心脾兩虛型可用留針拔罐法，肝鬱化火型及痰熱內擾型可用刺絡拔罐法。留罐 15～20 分鐘，每日一次，10 次為 1 療程。

2. 取穴：(1)大椎、神道、心俞、肝俞；(2)身柱、靈台、脾俞、腎俞；(3)中脘、關元、內關。每次1組，採用刺絡

拔罐，每日或隔日 1 次，10 次為 1 療程。心脾兩虛者，取背俞穴肺俞至脾俞，用閃火法拔走罐，由肺俞向下至脾俞，至皮膚微紅為度，然後將罐留在心俞、大椎穴 15 分鐘；肝鬱化火者取肺俞至肝俞背俞穴，從下向上走罐至皮膚出現瘀血點為度，然後將罐留至肝俞、大椎穴 5 分鐘；心腎不交者取肺俞至腎俞背俞穴，將罐從上向下走罐至皮膚潮紅充血為度，然後將罐留至腎俞、大椎穴 10 分鐘。隔日 1 次，10 次為 1 療程，間隔 7 天，再行第二療程。

3.取穴：心俞、膈俞、腎俞。先按摩，再拔罐 20 分鐘。

4.用小抽氣罐自風門至肝俞，每隔 2 橫指拔 1 罐，內關、足三里、三陰交或外關、合谷、湧泉、太陽各拔 1 罐。2～3 天治療 1 次。

5.取穴：上至大椎、下至會陽的膀胱經背俞穴，虛者按順時針走罐，實者按逆時針走罐，重者 3 圈，輕者 2 圈，每日 1 次，10 次為 1 療程。

八、痛經

㈠痛經之原因

為婦女行經前後或行經期間，小腹及腰部疼痛，甚至劇痛難以忍受，影響工作和學習。常好發於年輕未婚之女性，多由於體質虛弱、子宮發育不良，或生殖器官炎症、內分泌功能失調等原因引起，中醫根據痛經的時間與表現等，分為實證與虛

證兩種。

1.實證

多在經前或經期小腹疼痛劇烈、拒按,包括氣滯血瘀型和寒濕凝滯型。氣滯血瘀型多因情緒因素,使肝氣鬱結,血不能隨氣流通,以致經血滯於子宮而痛。寒濕凝滯型多因久居潮濕之地,或經期淋雨涉水、過食生冷,使濕寒之邪入子宮,以致血得寒則凝滯不暢行而痛。

2.虛證

易發生於月經將結束時,疼痛較輕,常是隱隱作痛,喜暖喜按,多因肝腎虧損或氣血兩虛所致。肝腎虧損型多因長期抑鬱、惱怒傷肝、產後、洗滌不潔、房事過勞,使邪內犯子宮而作痛。氣血兩虛型多因身體、脾胃虛弱或久病傷耗氣血,以致經血不足、子宮失養而痛。

㈡痛經之拔罐應用

1.取穴:次髎、關元、三陰交。如氣滯血瘀者,加氣海、太衝;寒濕凝滯者,加腎俞、大椎、十七椎;氣血虛弱者,加脾俞、膈俞、足三里;肝腎不足者,加肝俞、腎俞、太谿。實證可用刺絡拔罐法,或針罐法,虛寒證可拔罐後加灸。

2.取腰背部華佗夾脊穴與膀胱經穴,用梅花針叩刺微出血,用閃火法拔罐 15 分鐘,在經前 5 天開始,每日 1 次,共 5 次。

3.取穴:⑴天樞、關元、中極;⑵膈俞、肝俞、三陰

交；(3)脾俞、氣海俞、腎俞。每次1組，交替使用。用梅花針叩刺後拔罐 15 分鐘，每日或隔日 1 次。

4.取次髎或腰骶部的經絡反應點、天樞、中極、三陰交等穴。每次取 2 穴，用三稜針點刺後拔罐 10 分鐘。實證痛經在經後 10 天開始，虛證痛經在經前 3～5 天開始，每日 1 次。

九、更年期綜合症

(一)更年期綜合症

是指從中年過渡到老年階段（女性 45～55 歲，男性 50～60 歲），體內代謝機能減退、內分泌功能失調和神經功能紊亂的一系列症狀。臨床表現有陣發性面部潮熱，自汗，心悸，抑鬱，易激動，眩暈，血壓異常，月經紊亂等。根據中醫辨證，常分為以下兩種：

1.腎陰虛，頭暈耳鳴，腰膝痠軟，潮熱汗出，五心煩熱，面紅顴赤，皮膚乾燥或搔癢，月經前期或前後不定期，舌紅少苔，脈細數。

2.腎陽虛，面色㿠白，精神萎靡，形寒肢冷，腰膝痠冷，納呆腹脹，大便溏薄，或行經量多。色淡或黯有血塊，面浮肢腫，夜尿多或尿頻失禁。舌淡胖嫩邊有齒痕，苔薄白，脈沉細無力。

(二)更年期綜合症之拔罐應用

1.取穴：關元、神門、心俞、內關；腎陰虛加腎俞、

三陰交；腎陽虛加中脘、氣海、命門。均可採用單純罐法，腎陰虛亦可用針刺後加拔罐，腎陽虛可用罐後加灸法。留罐10～20分鐘，隔日1次，10次為1療程。

2.取穴：大椎、心俞、氣海俞；身柱、脾俞、腎俞；肝俞、心俞、三陰交。每次1組，採用單純罐法，或針刺後拔罐。

3.取穴：心俞、膈俞、腎俞、胸椎至腰、骶椎兩側膀胱經內側循行線。先點按心俞、膈俞、腎俞，然後在胸椎至腰、骶椎兩側膀胱經內側行走罐，至皮膚紫紅後，在兩側各拔罐3個，留罐20分鐘，隔日治療1次，10次為1療程。

十、肥胖

(一)肥胖之原因

肥胖是由於進食的能量超過人體消耗量，而以脂肪形式儲存過多。成人不論性別，以身體質量指數（BMI）〔體重（kg）／身高的平方（m²）〕計算，若 BMI≧24 為過重，若 BMI≧27 則為肥胖。無明顯病因為單純性肥胖，有明確病因為續發性肥胖。肥胖是不容忽視的身心相關疾病，對人體健康有嚴重危害。其病因除遺傳之外，更有環境、膳食、體力活動等因素，除危害人體代謝機能之外，還帶來心理障礙。包括拔罐在內的中醫藥治療方法對肥胖有較好的遠期效果，值得進一步研究探索。肥胖症屬中醫學「肥胖病」範疇。一般症狀多有多汗、怕熱、易疲乏、下肢浮腫、骨關節炎、靜脈曲張、嚴重時

腹壁疝氣或膈疝氣等。肥胖容易引起糖尿病、脂肪肝、膽石症、高血脂症、高血壓、動脈粥樣硬化，易致心肌勞損、心肌梗死、猝死。中醫辨證分型，可分成以下幾種。

1.脾胃俱旺：體質肥胖，上下均勻稱，肌肉堅實，食慾亢進，面色紅潤，怕熱多汗，腹脹便秘，舌質正常或偏紅，苔薄黃，脈滑有力。

2.脾胃俱虛：體胖以面頸為甚，肌肉鬆弛，面色蒼白，神疲乏力，形寒怕冷，食慾不佳，腹脹便秘，或尿少浮腫，舌淡苔薄白，脈沉細而遲。

3.真元不足：肥胖以臀、大腿為最明顯，肌肉鬆弛，神疲乏力，喜靜惡動，面色㿠白，納谷正常或偏少，易惡寒，舌淡有齒痕，苔薄白，脈沉細遲緩。

(二)肥胖之拔罐應用

1.取穴：關元、脾俞、胃俞，脾胃俱旺加足三里，脾胃俱虛加三陰交、脾俞，真元不足加命門、太谿。操作：採用單罐或針後罐，留罐 20 分鐘左右，隔日 1 次，10 次為 1 療程，療程間隔 3～5 天。

2.取穴：胸 7～12 夾脊穴、上下腹部、小腿前外側部、中脘、三陰交、內關。操作：採用刺絡拔罐。用梅花針上述部位或穴位，然後用走罐或閃罐，雙側穴位部位交替使用，每日 1 次，至局部輕度滲血，10 次為 1 療程，療程間隔 3～5 天。通用於各型肥胖。

3.取穴：脾俞、胃俞、足三里、心俞。脾胃俱盛加曲池、三陰交；脾胃俱虛加腎俞、氣海、中脘；真元不足加命關、三陰交、關元。操作：採用藥罐，將化痰活血理脾中藥（白芥子、甘遂、茯苓、細辛、丹參、乾薑、白术等）研細末，以水調做餅貼敷於穴位，架火法拔罐 5 分鐘，去罐、藥餅留 6～8 小時。雙側穴位交替使用，隔日 1 次，10 次為 1 個療程，療程間隔 3～5 天。

　　4.取穴：阿是穴。可在脂肪堆積明顯處留罐 20 分鐘。每日 1 次，10 次為 1 療程，間隔 3～5 日。

第三章　刮痧法

　　刮痧法的發展歷史悠久，其原理乃根據經絡及生物全息理論，其作用能改善微循環，排毒，調節人體免疫能力，例如減緩失眠、頭痛、咽痛、外感風寒、咳喘、乳腺增生、腰痠背痛、月經不調、便秘等。刮痧法極為簡單並且實用。本章中將針對刮痧法之緣由、發展、原理、機轉、用具、分類、步驟、適應症以及禁忌症等一一介紹，讀者可以與學習光碟一同使用，相信對健康的收穫會更多。

第一節　刮痧法之起源與發展

一、刮痧法之緣由

　　刮痧法起源甚早，主要流行於民間，人們常以手或物品來捏刮皮膚，以改善暑熱濕氣所引起的痧疾。刮痧法的文獻記載較晚於針灸法和按摩推拿法。元明郭志邃的《痧脈玉橫》、清代吳尚先的《理瀹駢文》等，對刮痧法的操作及處置範圍均有論述。在處置範圍和實際效果上，雖然不能與針灸法、按摩推拿法相媲美，但確實是民間自我照護可行的一種方法，且流傳甚廣。當身體不適時，在其身上行刮揪、捏等動作後，皮膚上會出現紫紅色，類似細沙粒的點或片斑。根據這個特點，稱之為痧症。中國傳統醫學中，關於痧症記載很多，如轉筋痧、吊

腳痧、痧脹病、痧氣病、絞腸痧以及翻症等，多種多樣，其症狀與特徵也不盡相同。

二、刮痧法之發展

　　早期刮痧法的用具主要選用古銅錢、銅杓把、貝殼、硬幣、玻璃扣子等，近代由於雕刻與製造技術的進步，刮痧板衍生出諸多樣式及種類。依照刮痧板的材質及用途，常見的有水牛角製刮痧板、壓克力製刮痧板、玉製刮痧板。此外，還有結合了按摩功能的髮梳型刮痧板、按摩刮痧棒等，民眾可以選擇的種類更加齊全。

第二節　刮痧法之理論

一、刮痧之原理

　　刮痧法又可以稱為擠痧法、揪痧法。刮痧是在人體穴位或皮膚上，用刮痧板、手、硬幣、湯匙等類物品，刮出紫紅色、細小似沙粒的出血點，來改善身體不適的方法。上述的出血點即為痧點，痧就是體內疾病在體表的特殊表現，痧點是滲出於血脈之外，含有體內毒素的離經血或毒素。刮痧法所處置的身體不適病，通稱為痧病。痧病容易在夏、秋季因感受暑熱、濕氣、風寒等，而致經絡壅阻，觀察身體不適者，可發現全身脹痛、惡寒發熱、上吐下瀉，還有不同病因所致的不同症狀，分別有頭脹、頭暈、兩眼暈花、胸悶氣短、腹脹腹痛、煩躁欲吐、身疲肢痛等，甚至噁心、嘔吐、腹痛、腹瀉、四肢攣緊或

麻木等，嚴重者會出現呼吸困難、嘔吐不止、面色青紫、舌質淡暗、脈搏細弱、手足僵硬麻木，甚至出現昏迷。痧病多是反映身體臟腑功能障礙所引起的二氧化碳毒素積聚，繼而造成表皮毛細血管功能紊亂。藉由刮痧的壓力作用，使得毛細內血管細胞間隙拉長，讓體表出痧來達到微循環改善、皮膚傳導增強、病氣宣洩、排毒解毒，繼而調節人體的免疫功能。

二、刮痧之理論

刮痧法是根據中醫經絡學說和現代生物全息理論，選擇刮拭與臟腑相關的經絡穴位與部位。就此，刮痧法可應用於經絡刮痧法與全息刮痧法，經絡刮痧法乃是根據經絡和俞穴的原則來選經配穴的刮痧方法，全息刮痧法則是選取各器官對應的全息區刮拭。不論是經絡俞穴或是全息區，都與臟腑器官間有聯繫，所以當臟腑器官發生不適現象與病變時，其相應的全息區和經脈循行線上，在刮拭時就容易有出痧現象，並且還會出現敏感、疼痛、結節等陽性反應。全息刮痧法適用於頭、面、耳、手、足、四肢、背部脊椎對應區等人體各全息胚及各臟腑器官體表反應區，具有刮拭範圍小、刮拭時間短、療護部位靈活多樣的特點，所以特別適合身體虛弱者，不能進行大範圍經絡刮痧者。

經絡刮痧法和全息刮痧法結合起來即為全息經絡刮痧法，可供選擇的刮拭部位更多，當某個經絡痧尚未消退時，可以刮與相對應的全息區。如此交叉重疊使用，並經常變換刮拭部

位,解決了刮痧法不能連續進行的難題,也可以提高身體對刮痧的敏感性,以增強效果。全息經絡刮痧法具有科學、實用與操作簡便的特點,且已多次在國際醫學大會獲得國內外專家肯定和讚揚。

1.科學性

統合民間刮痧法的經驗、經絡刮痧法的精華,融入現代生物全息的理論,豐富了刮痧法的科學理論與實際成效。刮痧法快速改善微循環的特點及皮膚經絡穴位、全息穴區的關係,使刮痧法的辨證、預防、保健作用有科學依據,也總結出刮痧的適應症、禁忌症、注意事項和刮拭手法。

2.實用性

改良式的刮拭器具,提高了刮痧效率,可疏通經絡、調理臟腑、活化瘀血、排毒解毒、改善微循環、增強免疫機能、恢復和提高臟腑的復原能力。此法廣泛適用於日常身體不適的預防,對頭、肩頸、腰背、腿等疼痛有立竿見影的效果,對心腦血管病、胃腸不適、哮喘等也有顯著療效。

3.簡便性

操作方法簡易,不需要複雜的設備,較無副作用,費用低廉,能以極小的投入換來極佳的保健效果。

三、刮痧之作用與目的

藉由反覆的刮、擠、揪、捏、刺等物理刺激,使皮膚表面出現瘀血斑、瘀血點、點狀出血等現象,從而達到刺激體表絡

脈、改善氣血流暢、疏通氣理、排泄瘀毒、退熱解涼、開竅提神，調節免疫等作用。從現代醫學理論來看，刮痧可以擴張毛細血管、改變血管緊張度與黏膜滲透性、加快局部組織血液循環、改善細胞營養狀況、解除肌肉痙攣和疼痛、促進細胞活化和再生等。主要是因為刮痧可以直接刺激末梢神經，使血液和淋巴液的循環增加，促使肌肉和末梢神經得到充分的營養，從而提高全身的新陳代謝。刮痧法適應的範圍主要是急性、熱性病引起的神智模糊、頭昏腦脹，急性胃腸炎、食物中毒引起的噁心、嘔吐、腹痛、腹瀉、四肢攣緊等，亦可應用於中暑和各種中毒症狀。因刮拭部位多在頭、手、足等部位，所以刮拭時可不必脫衣服，這使得刮痧更簡便易行。如因痧未消退而不能重複刮拭的經絡，可以刮拭對側或相對的全息區，反之亦然，十分便易。總之，刮痧對呼吸、循環中樞具有鎮靜作用，能調節神經、內分泌系統，對細胞免疫力具有增強作用。

第三節　刮痧法之用具

　　刮痧法所使用的工具發展至今，已相當齊全，基本常用的包括刮痧板和潤滑劑，可以選用的種類很多。不同的刮痧法可以選用較適合的用具，以下將一一介紹，可以參照光碟一起使用，以更快速了解更多的刮痧用具內容。

一、用具種類

㈠刮痧板

刮痧板是執行刮痧主要的操作用具，也是最為廣泛被運用的。此外，擁有多功能性的刮痧梳子，也廣為被使用於日常生活。刮痧板多用水牛角或玉製作而成，兩者皆具有行氣活血、疏通經絡的功效。水牛角製品質地堅硬，光滑耐用，根據《本草綱目》記載，牛角性味苦寒，具有清熱解毒、活血化瘀、涼血、定驚等之作用，可以應用於溫病高熱、神昏譫語、發疹發斑、吐血流鼻血、驚風、癲狂等。玉製品常為配戴之飾品，極為方便攜帶，根據《本草綱目》記載，性味甘平，入肺經，具有潤心肺、清肺熱之作用，可以應用於清音啞、止煩渴、定虛喘、安神、滋養五臟六腑等。刮痧板一般加工製作為長方形，四角圓鈍，四邊光滑，其中兩長邊，一邊較厚、一邊較薄，如圖 3-1 所示。刮痧板的長度正適合身體平坦部位的寬度，圓角多適用於身體的凹陷處。多功能的刮痧梳子，一個長邊如一般的刮痧板設計，另一個長邊如齒狀梳子的設計，此便於頭皮部位的梳理與按壓。

㈡潤滑劑

刮痧法所使用的潤滑劑多為中藥、滲透性與潤滑性較好的植物油製成品。其中中藥具有清熱解毒、活血化瘀、消炎鎮痛的作用，而植物油具有滋潤與保護皮膚的作用。刮痧時塗抹潤滑劑可以增加作用的成效，還可以避免皮膚受損。一般的凡士

林潤滑劑，亦可以使用於刮痧。

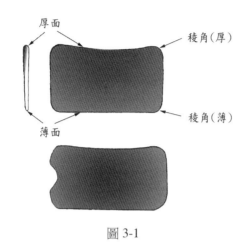

圖 3-1

第四節　刮痧法之種類

　　刮痧法是應用各種硬物刮拭或應用手法揪、擠人體的皮膚，使皮膚出痧血，而達到預防治療的目的。當深入了解與操作，刮痧法可以更細分為刮法、揪痧法、擠痧法、捏痧法、撬痧法、針痧法，以下將一一介紹各種類之刮法。

一、刮法

　　相較於其他的方法，刮痧法可應用於人體的範圍最廣，刮痧法可從人體的喉頭至胸骨柄上氣管旁兩側、兩側胸鎖乳突肌前後緣處、頸椎兩側、胸骨肋間隙和胸骨前方、背闊肌緣及肋間隙、兩肘窩、兩膕窩、兩足內外踝、肋弓下區及肩胛區。刮

痧法有數種操作手法，以下分別簡述，可以參照光碟一起使用，以更快速了解更多的刮痧手法內容。

㈠面刮法

面刮法適用於身體平坦處、平面處，例如背部，刮痧板與皮膚須呈 45 度角進行刮拭。

㈡角刮法

角刮法適用於身體凹陷處、肩部，例如應用於中府穴、雲門穴、肩貞穴，刮痧板與皮膚上穴位須呈 45 度進行刮拭。

㈢按揉法

按揉法適用於身體穴位處、手足全息區，例如應用於內關穴、合谷穴、足三里穴。刮痧板與皮膚上穴位須呈20度角進行旋轉刮拭，刮拭的速度要慢，刮拭的力度要深至皮下組織或肌肉。

㈣點按法

點按法適用於身體軟組織處，例如應用於水溝（人中）穴、犢鼻穴。刮痧板與皮膚上穴位須呈 90 度角垂直點按刮拭，刮拭的力度從輕開始，再逐漸加重，重複數次。

㈤厲刮法

厲刮法適用於頭皮部全息區。刮痧板與頭皮須呈 90 度角垂直，且刮痧板不離開頭皮，採短距離來回刮拭。

㈥拍打法

拍打法適用於身體四肢，尤其是肘窩、膝窩，然而身體頸

部則不適用拍打手法。刮痧板面與皮膚呈平行拍打，亦可以徒手拍打，但手掌須彎曲成杯狀。拍打前，可在拍打處先前塗抹潤滑劑。

㈦梳理經氣法

梳理經氣法適用於刮痧結束後或保健刮痧，有調理整體、放鬆肌肉、消除疲勞的效果。執行時，須順著經絡循行的方向梳理，刮拭的力度應輕柔、均勻、緩慢，且在經絡上連續不斷。

二、揪痧法

揪痧法是以手食指與手中指的第二節彎曲成鉗子狀，如欲擰人時的手勢，在被揪部位上用力揪起皮膚，再驟然放開，以此快速揪拔到被揪部位的皮膚出現暗紫紅色瘀斑或瘀點。揪痧法適用於身體的喉頭、頸椎、骨粗隆等部位。執行時，可以採用俯臥或仰臥的姿勢，每次揪痧時間為 10～15 分鐘。例如中暑，可以揪喉頭氣管旁、胸骨前部、頸椎兩側等部位，每次揪痧 10～15 分鐘，以被揪部位皮膚出現紫紅瘀斑或瘀點為評估停止的考量。

三、擠痧法

擠痧法是用雙手拇指的橈側面，在所選取的部位用力擠壓，以被擠壓部位的皮膚出現紫紅色斑片為止。執行時，可以採用俯臥或仰臥的姿勢，每次擠痧時間為 10～15 分鐘。例如風寒頭痛，可以在前額部、後頸、太陽穴等部位擠壓，每次擠

中醫護理

痧 10～15 分鐘，以被擠痧部位皮膚出現紫紅斑為評估停止的考量。

四、撓痧法

撓痧法是用雙手食指、中指、無名指、小指的指尖與指腹側，用力在所選取的部位反覆撓抓，但不能撓傷皮膚，至被撓抓部位出現瘀斑或瘀點為止。施行撓痧者的雙手指甲必須剪修平整，以免損傷皮膚。執行時，可以採用俯臥的姿勢，每次撓痧時間 15～20 分鐘。撓痧法適用於身體胸背肋間隙，例如腰背風濕痺症，以俯臥姿勢露出腰背部，從上至下，由裡到外，在脊椎正中及兩側用力撓抓 15～30 分鐘，至皮膚出現紫紅色瘀斑或瘀點為評估停止的考量。

第五節　刮痧法之用物準備

介紹最常使用之刮痧板與潤滑劑等相關用物準備，可以搭配光碟一起使用，相信更收事半功倍之效果。

一、刮痧之準備用物

1. 各式樣之刮痧板（請見圖 3-2）。

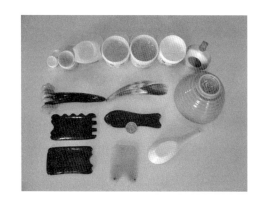

圖 3-2

2. 各種類之潤滑劑。

3. 紗布。

4. 彎盆。

5. 95%酒精。

6. 毛巾。

第六節　刮痧法之操作與療程

刮痧執行時，應注意操作手勢的輕柔，特別是使用刮法，施力一定要均勻適當，不要忽大忽小。如選用的經絡太長，須分段進行刮拭，而所選用的刮痧用具應光滑無破損，以避免皮膚的損傷。執行揪痧、擠痧、撓痧等方法時，手指要沾浸潤滑介質、酒精液或溫開水，手法力道須均勻且動作協調，以免損傷表皮。就操作過程、療護過程以及正常現象說明如下，可以

參照光碟一併學習。

一、刮痧之操作過程

1.施行前必須查明病情，明確診斷。

2.選擇適合之刮痧板，仔細檢查周邊有無殘缺和破損、是否光滑。

3.物品備齊後，選取適當部位或穴位，並用熱毛巾將局部擦拭乾淨。

4.準備受術者的舒服且適宜的姿勢，可以採取側臥位、俯臥位、伏坐於椅背上，並給予應有的遮蔽。

5.在受術者的選取處抹上適量的潤滑劑。保健刮痧和頭部刮痧可不用潤滑劑，亦可隔衣物刮拭。

6.握穩刮痧板，刮拭的按壓力要穩、準、勻，依序輕輕在體表皮膚上刮動，逐漸加重刮力。

7.一般情況宜先刮頭頸部，再刮背部、胸腹部，最後是刮四肢和關節。

8.刮痧方向多由上而下，由內而外，先刮中間、再刮左側、最後刮右側。（請見圖 3-3）

二、正常現象

施行刮痧法後，刮痧處的局部皮膚呈紅紫色痧斑或痧點，乃是正常現象。在刮痧後 24～48 小時內，觸摸出痧的皮膚面容易會有痛感或自覺局部皮膚有微微發熱，這些都屬於正常反應。刮痧所出現的正常現象，會於刮痧幾天後消失。若刮痧部

位的皮膚顏色呈現紫黑色，則以紗布覆蓋好，以防止擦破皮膚。若有刮傷，則以一般外科消毒傷口方法給予適當敷料覆蓋，以防化膿感染。

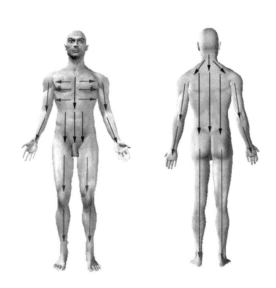

圖 3-3

三、刮痧法的療程

　　每個部位刮 20～30 次，以皮膚出現紫紅色斑點或斑塊為止，每次刮痧 15～20 分鐘，以不超過 30 分鐘為宜，刮痧時間以 7～10 次為一療程，間隔 10 天再進行下一個療程。刮痧時，用力要均勻，多運用腕力，同時要根據病情及反應，調整刮動的力量，不可一味追求出痧，保健刮痧不一要出痧。

第七節　刮痧法之注意事項與禁忌

一、注意事項

1.環境：避免暴露、吹風、著涼。冬季尤要注意室溫的保持與受術者的保暖。

2.部位：平坦，避開皺襞、多毛髮及骨頭突起處。

3.姿勢：選擇體位以舒適為原則，多採取臥式、坐式。

4.用具：準備宜齊全，並做用具使用前的安全檢查。

5.手法：宜純熟穩練，力道不要太重，以防止刮傷皮膚。

6.若於同部位重複刮痧，宜選擇未刮過的部位。

7.每次只治療一種病症，不可片面追求出痧。

8.糖尿病者因血管彈性差，慎用刮痧法。

二、禁忌症

1.勿在過飢、過飽及過度緊張的情況下進行刮痧。

2.年老體弱、空腹時，不宜重力刮痧。

3.疾病：有出血傾向、白血病、血友病、血小板減少性紫瘢、過敏性紫瘢等凝血功能障礙受術者，極度衰弱消瘦、精神疾病、癲癇、有併發症糖尿病，或中、重度心臟病等受術者，皆不宜刮痧。

4.皮膚狀況：皮膚有感染、潰瘍、過敏、水腫、不明

原因腫塊，禁行刮痧法。

5.其他：有癤瘡部位、大血管處、高熱、抽搐、痙攣、月經期下腹部、惡性腫瘤，皆不宜刮痧。

6.孕婦的下腹部、腰骨底部、三陰交穴、合谷穴、足三里穴等，禁止刮痧。

7.新發生骨折患部、外科手術疤痕，兩個月以後才可局部刮痧。

三、刮痧法護理

刮痧後，因身體皮膚表面的毛細孔已開，應留心刮痧後的護理，以免效果尚未達到，反致招來感冒或是其他身體不適的情況。

1.刮痧後，宜飲用500～1000cc的溫開水，休息片刻，因刮痧使汗孔開泄，邪氣外排，會消耗體力與津液。

2.刮痧後的2～3小時內宜避免洗澡，須待皮膚毛孔閉合恢復原狀，以避免風寒之邪侵襲。

3.刮痧後的2～3小時內，宜避免飲用油膩、生冷的飲料或食物。

4.刮痧後的2～3小時內，宜給予刮痧部位適度的保暖，並避免直接吹到冷風，以免感冒。

在刮拭過程中，要經常詢問受術者的感受，因每個人的體質不盡相同，可能會有人發生暈痧的情形，輕者會出現精神疲倦、頭暈目眩、面色蒼白、欲吐、冒冷汗，重者會血壓下降、

神志昏迷，請盡速做以下的處理：

　　1.立即停止刮拭。

　　2.讓受術者平躺。

　　3.若受術者意識清醒，則可以飲用溫開水或糖水。若受術者意識不清楚，則可應用刮痧板的角部點按水溝（人中）穴或是刺激湧泉穴。

第八節　刮痧法之日常應用

　　主要用於中暑、感冒、咳嗽、嘔吐、暈車、頭痛、失眠、腹瀉、便秘、痛經、肥胖、保健刮痧等。

一、中暑

㈠中暑之原因

　　夏季裡，因烈日或高溫環境下，暑熱侵襲，以致邪熱內鬱，體溫調節功能失常，而發生的急性症狀。老年、產婦、幼兒、體弱者在通風不良的環境下，或過度疲勞，更容易發生。中暑可分為陰暑、陽暑，陽暑症狀較輕，有頭昏、頭痛、心煩胸悶、口渴多飲、面紅；陰暑是精神疲憊、肢體困倦、胸悶不暢。若僅有頭暈、頭痛、嘔噁，又稱為「傷暑」，即因暑熱挾濕、鬱於肌表、汗出不暢、熱不外泄。如果突然昏倒，又稱為「暑厥」。症狀較為嚴重者會出現壯熱無汗、肌膚灼熱、面目赤紅、口唇乾燥、神志昏迷、手足痙攣或抽搐，又稱為「暑風」。

㈡**中暑之刮痧法應用**

取穴：風府、啞門、大椎、足太陽膀胱經、內關、合谷。先刮風府穴、啞門穴，然後刮大椎穴，再刮背部的膀胱經，最後刮前臂的內關穴、合谷穴。

二、感冒

1.風寒型

取穴：風池、大椎、風門、肺俞及肩胛部、中府及前胸、足三里、少商。先刮後頭部的風池穴，再刮頸部的大椎穴、背部的肺俞穴、肩胛部，然後刮中府穴、前胸、少商穴，最後刮拭足三里穴。

2.風熱型

取穴：曲池、尺澤、外關、合谷、風池、大椎。先刮後頭部的風池穴，再刮頸部的大椎穴，然後刮拭上肢的曲池穴、尺澤穴，最後刮外關穴、合谷穴。

3.暑濕型

取穴：孔最、合谷、中脘、足三里、支溝、膻中。先刮胸部的膻中穴，再刮腹部的中脘穴，然後上肢內側的孔最穴，刮拭上肢外側的支溝穴和合谷穴，最後刮拭足三里穴。

三、咳嗽

㈠**咳嗽之原因**

咳嗽也稱支氣管炎，有外感和內傷兩大類，外感咳嗽即急性咳嗽，多為外邪侵襲肺系統，若處置不當會轉變為慢性咳

嗽。內傷咳嗽多為臟腑功能失調，內邪傷肺系統，內傷咳嗽經久不癒，當受到外邪，亦可導致急性發作。當邪剋肺系統，使肺失宣肅、肺氣不清，以咳嗽、咯痰為主要症狀。

(二)咳嗽之刮痧法應用

1.急性咳嗽

取穴：大椎、風門、肺俞、身柱、膻中、中府、太衝。先刮頸部的大椎穴，再刮背部的風門穴、肺俞穴、身柱穴，然後刮胸部的中府穴、膻中穴，最後刮足背部的太衝穴。

2.慢性咳嗽

取穴：大椎、風門、肺俞、身柱、膻中、中府、腎俞。先刮頸部的大椎穴、再刮背部的風門穴、肺俞穴、身柱穴、腎俞穴，最後刮胸部的中府、膻中穴。

四、嘔吐

(一)嘔吐之原因

當胃失和降、氣逆於上，胃中有物從嘴吐出，有聲無物是「嘔」，有物無聲是「吐」，常合稱為「嘔吐」。嘔吐以胃腸道不適最常見，如急慢性胃炎、賁門痙攣、幽門痙攣等，其他如神經性嘔吐、眩暈性嘔吐。就中醫分類來說，可分成以下四型。

1.外邪犯胃型：因受到風寒暑濕燥火的影響，使邪犯胃腑、胃失和降，食物隨逆氣上出而發生嘔吐。寒邪犯胃最常見，易有腹脹、噯氣、厭食，會嘔吐酸腐的食物，且吐出後較

為舒服。

2.飲食不節型：因暴飲暴食、食物冷熱參雜、過食肥甘辛辣、飲食不潔，使食滯內停、胃失和降，食物隨逆氣上出而發生嘔吐。

3.情志失調型：因鬱怒傷肝、憂思傷脾，使食物難消化、胃失和降，食物隨逆氣上出而發生嘔吐。肝氣犯胃，會口苦、噯氣、胸悶，嘔吐泛酸。

4.脾胃虛弱型：因脾胃虛弱、病後體虛、過度疲勞，使胃虛不能盛受水谷、脾虛不能化生精微，而食物停積於胃中產生嘔吐。脾胃虛弱型，神疲倦怠，喜暖喜按胃，當過度勞累或飲食不慎時，即反覆出現嘔吐。

(二)嘔吐之刮痧法應用

1.外邪犯胃型之寒邪犯胃

取穴：中脘至臍中、足三里、內關、合谷、風池。先刮後頭部的風池穴，再從腹中脘穴刮至臍中，然後刮前臂的內關穴和手背的合谷穴，最後刮足三里穴。

2.飲食不節型之飲食停滯

取穴：下脘至氣海、足三里、腹結、內關、內庭。先刮腹部的下脘穴、腹結穴至氣海穴，再刮前臂的內關穴，最後刮下肢的足三里穴和足部的內庭穴。

3.情志失調型之肝氣犯胃

取穴：上脘、陽陵泉、太衝、梁丘、神門、期門、內關。

先刮胸腹部的上脘穴、期門穴，再刮前臂的內關穴至神門穴，然後刮梁丘穴至陽陵泉穴，最後刮太衝穴。

4.脾胃虛寒弱型

取穴：中脘、章門、關元、脾俞、胃俞、內關、足三里。先刮背部的脾俞穴至胃俞穴，再刮腹部的中脘穴、章門穴至關元穴，然後刮前臂的內關穴，最後刮下肢的足三里穴。

五、暈車

(一)暈車之原因

暈車是屬於暈動症其中的一種，舉凡因乘坐車、船、飛機等，體內平衡器官內耳前庭器官中的橢圓囊、球囊、半規管，受到不規則的搖擺、顛簸及旋轉的刺激，產生強烈的神經衝動，而引起前庭神經功能紊亂、肌肉緊張反射，而產生的一系列症狀。此外，環境中的不良刺激，例如汽油味、噪聲、悶熱等都易誘發暈車。發生的初期先會有疲乏、抑鬱感，繼而出現臉色蒼白、冷汗、眩暈、噁心、嘔吐、頭痛、四肢發涼等。

(二)暈車之刮痧法應用

1.刮督脈：由百會穴沿著正中線向後，經風府穴刮至大椎穴。

2.刮手陽明大腸經的穴合谷；刮手厥陰心包經由曲澤穴沿著前臂前側正中向下至中指端的中衝穴；刮手少陽三焦經由外關穴經中渚刮至液門穴。

3.在太陽穴或水溝（人中）穴塗清涼油。

4.注意事項：在乘車前可先做好預防，例如避免過飢過飽、睡眠充足。途中如出現不適，盡量使全身放鬆，並做深呼吸、望遠方。有暈車先兆時可及時刮痧療護，手邊若無刮痧板，可以彎曲食指與中指，沾溫開水後在印堂穴及頸部兩側、背部脊柱兩旁進行揪或捏痧，直至皮下出現紫紅色斑點為止。

六、頭痛

㈠頭痛之刮痧法應用

1.選取大椎穴、大杼穴、膏肓穴、頸側至肩井穴、百會穴、足三里穴、合谷穴。刮拭方法先以百會為中心，向前後左右方向各分別刮拭 3～5 分鐘，然後再以大椎穴、大杼穴、膏肓穴、頸側至肩井穴，一一進行刮拭，使其出現痧點。其餘各穴則依照頭痛部位加以刮拭。

⑴若有偏頭痛加太陽穴、率谷穴、風池穴、頭維穴、絲竹空穴和內關穴。

⑵若前頭痛加印堂穴、陽白穴、上星穴至神庭穴、頭臨泣穴、頭維穴、列缺穴。

⑶若後頭痛加風池穴、安眠穴、後頂穴至腦戶穴、天柱穴、崑崙穴。

⑷若頭頂痛加通天穴、風池穴、行間穴、太衝穴、湧泉穴。

⑸印堂穴可以食指與中指扯痧約 20～30 下。

七、失眠

㈠失眠之刮痧法應用

1. 失眠者多因精神緊張引起，建議可在睡前一個小時先行沐浴，並稍作休息 15 分鐘後，再開始刮拭，如此可以增加療護效果。

2. 在頸背部及脊椎兩旁之夾脊穴刮痧，可以鎮靜安神，調整神經系統功能，緩解肌肉緊張痙攣。

3. 自印堂穴向兩側沿著眉稜骨、前額刮拭至太陽穴，反覆刮拭至皮膚有微紅即可，動作需輕柔且緩慢。

4. 再用按揉法刮拭內關穴、翳風穴、三陰穴交及湧泉穴等。

八、腹瀉

㈠腹瀉之刮痧法應用

1. 感受外邪

取穴：中脘、天樞、曲池、外關、肺俞。先刮背部的肺俞穴，再刮腹部從中脘穴至天樞穴，然後從前臂的曲池穴刮至外關穴。

2. 飲食所傷

取穴：中脘至天樞、上巨虛、大腸俞。先刮背部的大腸俞穴，再刮腹部從中脘穴至天樞穴，最後刮下肢的上巨虛穴。

3. 久病體虛

取穴：中脘、天樞、足三里、三陰交、脾俞、胃俞。先刮

背部的脾俞穴至胃俞穴，再刮腹部從中脘穴至天樞穴，然後刮下肢內側的三陰交穴，最後刮下肢外側的足三里穴。

九、便秘

(一)便秘之刮痧法應用

1.熱秘

取穴：大腸俞、小腸俞、天樞、腎俞、大椎、內庭。先刮頸部的大椎穴，然後刮背部的腎俞穴至大腸俞穴、小腸俞穴，再刮腹部的天樞穴，最後刮內庭穴。

2.氣秘

取穴：大腸俞、小腸俞、天樞、腎俞、太衝、陽陵泉。先刮背部的腎俞穴至大腸俞穴、小腸俞穴，再刮腹部的天樞穴，然後刮下肢的陽陵穴，最後刮足背部的太沖。

3.虛秘

取穴：大腸俞、小腸俞、天樞、腎俞、足三里、氣海、三陰交。先刮背部的腎俞穴至大腸俞穴、小腸俞穴，然後刮腹部的天樞穴至氣海穴，再刮下肢的三陰交穴，最後刮下肢外側的足三里穴。

4.冷秘

取穴：大腸俞、小腸俞、腎俞、天樞、關元、氣海、神闕。先刮背部的腎俞穴至大腸俞穴、小腸俞穴，再刮腹部從神闕穴至關元穴。

十、痛經

㈠痛經之刮痧法應用

1.實證

取穴：中極、次髎、地機；血瘀則加血海、膈俞，氣滯則加期門、太衝。血瘀，先刮背部的膈俞穴至次髎穴，然後刮腹部的中極穴，再刮下肢的血海穴至地機穴。氣滯，先刮背部的次髎穴，然後刮胸部的期門穴，再刮腹部的中極穴，最後刮下肢的地機穴、太衝穴。

2.虛證

取穴：命門、腎俞、關元、足三里、三陰交。先刮背部的腎俞穴、命門穴，再刮腹部的關元穴，然後刮下肢內側的三陰交穴，最後刮下肢外側的足三里穴。

十一、肥胖

㈠肥胖之刮痧應用

取穴：膻中、中脘上下部位、臍周、天樞、關元、腎俞、三陰交、豐隆、足三里。先刮背部的腎俞穴，然後刮胸部的膻中穴，再刮腹部的中脘上下、臍周、天樞穴、關元穴，刮下肢內側的三陰交穴，最後刮足三里穴至豐隆穴。

十二、保健刮痧

「未病先防」與「既病防變」是中醫防病與治則的重要精神。保健刮痧適用於健康者的疾病預防與健康促進，或慢性病的保健與對病變進行的預防。

*1.*每天刮拭全頭 1～2 次。

*2.*每天刮拭胸腹部 1～2 次。

*3.*每天刮拭12 經絡肘關節與膝關節以下的循行部位。

*4.*每天刮拭 6 個強壯穴位 1～2 次，包括百會穴、合谷穴、內關穴、足三里穴、三陰交穴、湧泉穴。

*5.*每天刮拭耳、手、足全息區 1～2 次。

*6.*定期刮拭頸、肩、背、腰、腹等經絡與穴位。

第四章 其他保健法

　　本章的中醫護理與保健法，將介紹常見之梅花針法和刺絡放血法，此二種方法較具侵入性的操作，故宜由醫護人員來執行較為妥當，在此提供相關資訊以為了解之用。梅花針法和刺絡放血法的理論基礎，仍以中醫之陰陽學說、五行學說、臟腑學說、經絡學說以及全息學說作為依據。

第一節　梅花針法

　　梅花針法又稱為「叩刺療法」，是結合了按摩推拿法的叩法與毫針浮刺，使聲波震盪與淺刺絡脈並用之中醫護理保健法。藉由梅花針叩刺以達到散瘀化結、疏經通絡、祛風散寒、止疼痛等目的。

一、梅花針法之原理與作用

　　梅花針法與拔罐法、艾灸法的原理與作用一樣，都是以中醫學說為依據，藉由淺刺體表皮膚，產生痛感的刺激反射，使肌體內部達到協調與平衡。《素問・皮部論》記載：「凡十二經絡者，皮之部也。是故百病之使生也，必先於皮毛。」這說明人體體表皮膚的重要性，而疾病的保健預防與治療，也應不忘著重於皮表的護理與處理。誠如《靈樞・官針》提到：「凡刺有九，以應九變。……四曰絡刺，絡刺者，刺小絡之血脈

也。……七日毛刺,毛刺者,刺浮痹皮膚也。……」這說明叩刺為一種療法,可以應用於微細血管與皮膚。故用梅花針叩刺皮膚,不是僅限於局部俞穴,也不是單純的「以痛為俞」,而是藉由經絡刺激,以達到叩貫皮部、疏通經絡與臟腑氣血、消腫止痛、清熱開竅、定驚安神、調和氣血、平衡陰陽等作用,從而使人體的生理功能活動得到調整、恢復。

二、梅花針法之用具與準備用物

梅花針的針具是用五枚不鏽鋼短針捆紮,並安置在一個蓮蓬頭式的針體上,再配裝一個長柄。針具也有用七枚針所製成,一般習慣上稱以五枚針所製成的為「梅花針」,以七枚針所製成的為「七星針」,兩者皆可以統稱為「皮膚針」。施行梅花針法所需要的準備用物有:無菌梅花針、無菌手套、消毒用的酒精棉片、優碘棉片、紗布、彎盆等。此外,也可將金屬製作的梅花針,接上電針共同使用。電針是通過電針機器,將較微弱的電流輸送到穴位上,使身體局部的神經、血管、肌肉產生興奮或抑制作用,以促使身體的調節功能恢復平衡狀態,進而達到消炎、解痙攣、止痛、活血、消腫等功效。當梅花針與電針二種合一使用,可以加強刺激與作用效果。(見圖4-1)

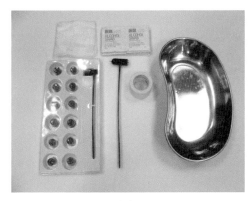

圖 4-1

三、梅花針法之操作方法

㈠在所選擇的部位上進行常規的皮膚消毒。

㈡以拇指、食指與中指共同固定住針柄的上 1/3 端，以小指與無名指共同固定住針柄的末端。（見圖 4-2）

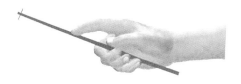

圖 4-2

㈢運用手腕的彈力，以小雞啄米形式將針尖垂直叩刺在皮膚上，並立即再提起，如此針尖連續不斷的叩刺擊打皮膚淺層。（見圖 4-3）

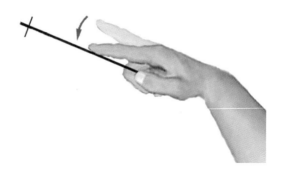

圖 4-3

　　㈣注意叩刺時一定施力要均勻、平穩，不能斜刺或拖刺。（見圖 4-4）

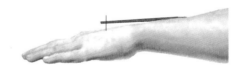

圖 4-4

　　㈤就手法而言，可以區分成輕叩刺與重叩刺二種。輕叩刺是在叩打時用力較為輕巧，以叩至皮膚紅暈即止，適用於頭、面部等肌肉較薄弱部位，是屬於補的手法。重叩刺是在叩打時用力較為重，須叩至皮膚出現紅暈並微微出血為止，多用於背部、臀部等肌肉較豐厚部位，是屬於瀉的手法。

　　㈥就刺激強度而言，可以區分為弱、中、強三種不同刺激量。弱刺激是叩刺時，以皮膚略有紅暈，且無明顯疼痛，適

用於體弱、小兒、頭面部的穴位。中刺激是叩刺至皮膚有明顯的紅痕，但是沒有出血，一般穴位多給予中等的刺激量。強刺激是叩至皮膚微出血，適用於腰背、肩臀等肌肉豐厚的部位。

㈦就刺激形式而言：可以區分成正刺、反刺、條刺、旋刺、隔刺和點刺等六種刺激形式。正刺是順著經絡血脈流注的方向進行叩刺，呈現排列式的叩刺，此為補的手法。反刺是逆著經絡血脈流注的方向進行叩刺，易呈現排列的叩刺，此為瀉的手法。條刺是順著肌膚紋理由上往下、由內向外，並以直線向前叩刺，可以呈現出單條、複條、縱條、橫條。旋刺是沿著人體的軀幹和肢臂進行旋周式的叩刺，此為瀉的手法。隔刺是循著經絡流注和順著肌肉紋理方向，進行間隔跳躍式的叩刺，此為補的手法。點刺是在一個俞穴上，反覆的由輕至重叩刺，直至穴位局部皮膚紅暈、微出血為止。

㈧就刺激部位而言：可以區分成常規刺激部位、循經條刺、穴位叩刺與局部叩刺等四種。常規刺激部位是在身體背部的五條線上，包含督脈及足太陽膀胱經的第一側線（脊正中線旁開 1.5 寸）、第二條線（脊正中線旁開 3 寸），從上至下的叩刺。循經條刺是依據辨證後所確定病變的經絡，取其相應經脈，並沿著經絡叩刺。穴位叩刺也是依據辨證後所確定病變的經絡，取其相應穴位或特定穴位叩刺。局部叩刺則是在病變的局部進行條刺、環刺。

四、梅花針法之注意事項

(一)注意事項

1.梅花針法適用的刺激部位,常是背部至腰骶部、臂部、下頜部、側頸部。一般常見疾病的預防與保健,多可以選擇上述部位叩刺。

2.梅花針叩刺是根據臟腑經絡學說理論和辯證施治的原則,所以若與臟腑、經絡有關的疾病保健預防,多可以採用循經取穴位進行正刺、反刺或隔刺。

3.梅花針叩刺操作前後,必須嚴格執行消毒,以避免感染發生。

4.梅花針叩刺操作前,應仔細檢查針具,確定針尖齊平、無變形彎曲。

5.梅花針叩刺操作後,如皮膚有出血,應以無菌紗布擦拭,並以優碘棉片消毒,待皮膚乾燥後再穿衣服。

6.梅花針叩刺操作時,應嚴格遵行叩刺手法,禁止將針叩入皮膚,避免拖、拉、擦等不正確手法。

(二)適應症

根據《中醫簡易外治法》的記載,梅花針法適用於血瘀性頭痛、左右側太陽穴痛、前額痛、頭頂痛等。舉凡內科、骨外科、婦科、兒科、皮膚科和五官科等疾病預防與治療,多可以使用,例如:

1.小兒麻痺後遺症。

2.小腿痙攣。

3.中暑。

4.牙痛。

5.感冒。

6.失眠。

7.坐骨神經痛。

8.昏迷不語。

9.近視、視力保健。

10.咳嗽、哮喘、支氣管。

11.胃腸病。

12.面癱。

13.神經性皮炎。

14.神經衰弱。

15.高血壓。

16.高熱、驚厥。

17.斑禿。

18.痛經。

19.跌打損傷。

20.腹痛、吐瀉。

21.頭痛、偏頭痛、頭暈、頭脹。

22.關節痛、腰背痛。

(三)禁忌症

　　*1.*七十歲以上的老人、六歲以下的幼童，選擇梅花針叩刺時，宜謹慎處理。

　　*2.*白血病、血友病、血小板減少性紫癜、過敏性紫癜等凝血功能障礙者，皆不宜。

　　*3.*極度衰弱消瘦、精神疾病、癲癇、糖尿病有併發症、中度與重度心臟病等，皆不宜。

　　*4.*皮膚潰瘍、皮膚過敏、水腫、關節凹凸不平的部位、皮膚過於鬆弛的部位，均不宜應用。

　　*5.*腫瘤、大血管處、高熱、抽搐、痙攣，皆不宜。

　　*6.*孕婦的腹部、腰骶部，皆不宜。

第二節　刺絡放血法

　　刺絡放血法，又稱「刺血療法」、「刺絡療法」、「放血療法」等，是用三稜針、採血片、粗毫針、小尖刀等，刺破穴位淺表脈絡，放出少量血液，以外泄身體內蘊的熱毒，而達到療護疾病的一種方法。刺絡放血法有消腫止痛，祛風止癢、開竅泄熱、鎮吐止瀉、通經活絡之功效。最常用於耳穴放血，即是用三稜針在耳穴區或耳背絡脈放血，尤其是耳尖和輪 1～輪 6 部位，能夠改善耳廓血液循環，從而促進人體新陳代謝，除用於實熱證外，還可用於某些虛證。

一、刺絡放血法之原理與作用

古人對刺絡放血法非常重視，誠如《素問・血氣形志》記載：「凡治病必先去其血」，尤其是不易治療的頑固疾病，如《靈樞・九針十二原》記載：「鋒針者……以發痼疾」，或是瘀阻以久的疾病，如《靈樞・官針》記載：「病在經絡痼痺者，取以鋒針」。此外，治療記載還可見於《靈樞・小針解》：「宛陳則除之者，去血脈也。」這說明充血性及瘀血性的疾病，選擇淺在靜脈或有形血絡現象的部位，用三稜針點刺放血，使絡中瘀積之惡血排出。刺絡放血法往往可以因放去瘀血或血絡中濁血，而使重症減輕於頃刻之間，輕症則霍然痊癒。此外，《靈樞・官針》有指出刺絡放血法的手法，例如「絡刺」、「贊刺」、「豹文刺」等。刺絡放血法的作用有急救、瀉熱、活血、祛瘀止痛、消腫消炎、調節神經血管功能等，因為刺絡放血的刺激與功效可以恢復神志、開竅、抑制抽搐、疏經通絡、修復組織。

二、刺絡放血法之用具與準備用物

《靈樞・九針論》記載九針中的鋒針，主要就是用於「瀉熱出血」以治療痼疾。古稱的「鋒針」即是現今使用的三稜針，三稜針是一種柄粗而圓，針體有三刃面、針尖鋒利的工具。現今多選擇一次性使用的採血片，使得刺絡放血法的操作更具便利性與安全性。施行刺絡放血法所需要的準備用物有：無菌三稜針或採血片、無菌手套、消毒用的酒精棉片、消毒乾

棉球、紗布、彎盆等。（見圖 4-5）

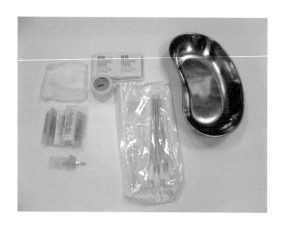

圖 4-5

三、刺絡放血法之操作方法

㈠刺絡放血法之手法

可以分為點刺法、散刺法、瀉血法三種。

　　*1.*點刺法是針刺前，在預定針刺部位上下，用拇、食指向針刺處推按，使血液積聚於針刺部位，然後進行消毒。針刺時一手拇指、食指與中指夾緊被刺部位或穴位，另一手拇指與食指捏住針柄，且中指指腹緊靠針身下端，針尖露出 1～2 分，對準針刺的穴位或部位，刺入 1～2 分，隨即將針迅速出針。輕擠壓針孔周圍，使其出血少許，然後用消毒乾棉球按壓點刺處。此法多用於耳朵、指趾末端穴位，適用於高熱、咽喉腫痛、中暑、中風、驚厥、急性扁桃腺炎、急性腰扭傷。

2.散刺法是對病變局部周圍點刺的一種方法，根據病變部位的大小，可以散刺 10～20 針以上，由病變外緣環形向中心點刺，然後用兩手輕輕擠壓或用拔罐，以促使積滯的瘀血或水腫可以排出體外，而達到痼疾竭。此法多用於局部瘀血、血腫、水腫、癰腫、頑癬、痺症等。針刺深淺需根據局部肌肉厚薄、血管深淺而定奪。

3.瀉血法是先用止血帶或橡皮管綁在針刺部位的上端（近心端），然後立即消毒、迅速放血。放血時，一手拇指壓在被刺部位的下端，一手以三稜針對準被刺部位的靜脈，刺入約 0.5～1 分深左右，即將針迅速退出，使其流出少量的血，再用消毒乾棉球按壓。一般隔 2～3 天執行一次，出血量較多者可間隔 1～2 週 1 次。此法用於目赤腫痛、皮膚病、痔瘡等急性、熱性病。

(二)耳穴刺絡放血法

由於耳尖部位血管豐富，操作方法較容易，因此是最理想的耳廓刺絡放血部位，操作步驟如下：

1.按摩耳廓使其充血，當血管擴張，則易於放血。

2.嚴格執行放血部位的消毒，以避免感染發生。

3.一手固定耳廓放血部位，一手持針具，用三稜針點刺穴位，不宜刺入太深，以免損傷耳廓軟骨。

4.用手擠壓放血部位周圍，使出血約 10～15 滴，並用消毒乾棉球吸附出血。熱證者，刺絡放血容易，且出血量較

多，可以適度增加放血量，其效更佳。

5.一般病證，兩耳廓穴位輪流刺絡放血，急症可雙側同時刺絡放血。

6.一般病證每週 2 次，急症可 1 日 1 次。

7.耳背絡脈需多次放血時，應從絡脈的遠端開始。

8.耳穴刺絡放血的選擇與應用（有關耳穴之分布位置，請參閱本書第六章之圖 6-1）：

(1)肝陽

用三稜針在肝陽放血具有平肝熄風的功效，常用於肝陽上亢所致的頭暈、頭痛、目眩、耳鳴等。

(2)屏尖

用三稜針在屏尖放血有清熱、止痛、鎮靜的功效，常用於發熱、發燒、炎性病變。

(3)耳背溝

用梅花針叩刺耳背溝出血有降壓作用，常用於因血壓高引起的頭痛、頭暈、目眩、視物昏花、耳鳴等。

(4)耳背絡脈

用三稜針在耳背絡脈放血具有祛風清熱作用，常用於皮膚病及炎性病症。

(5)輪 1～輪 6

用三稜針點刺輪 1～輪 6 穴位具有清熱的功效，常用於急性病症。

(6)其他部位

對實證、熱證，所有耳穴均可採用刺絡放血法，例如用梅花針叩刺面頰區可緩解青春痘、黃褐斑，也可以美容面部；用三稜針點刺肺區及病變對應部位，可以緩解皮膚不適症狀。

四、刺絡放血法之注意事項

(一)注意事項

*1.*應注意無菌技術的操作，以避免感染，若有感染現象，應立即就醫求治。

*2.*刺絡放血法的點刺、散刺，手法宜輕、宜淺、宜快，出血量不宜過多，注意切勿刺傷深部的大動脈。

*3.*應注意刺絡放血法的手法純熟度及部位深度安全問題。

*4.*刺絡放血法的部位判斷選擇，應根據絡脈的顏色定奪。在實證者皮膚表層，可以看到黑青色的血絡呈怒張狀態。

*5.*青筋多見於身體的膝膕部、後頭區、心區、肺區、前頭區、偏頭區及胃區等。放血之量，應根據情況及體質定奪。

*6.*一般 1 日 1 次，或隔日 1 次，或 3～7 日挑刺 1 次，3～5 次為 1 療程。體質虛弱者，不急於使用刺絡放血法。

*7.*事前宜做好解釋工作，以免受術者緊張。

*8.*一旦出現暈針現象，如同針刺法的暈針處理一樣，立即讓受術者平躺，若受術者意識清楚可喝些溫開水，並注意

觀察面色、脈象、血壓的變化。

9.刺絡放血後要密切觀察受術者反應，如誤傷動脈出血，立即用消毒乾棉球按壓止血，至少 20 分鐘以上，直至不再出血為止，亦可以採用其他止血方法。如出現血腫，可用手指擠壓或用火罐拔出，3 天之後，可以用熱敷以促其吸收。

(二)**適應症**

各種實證、熱證、瘀證、經絡瘀滯、疼痛等，均可應用刺絡放血法，因為放血瀉絡對絡脈壅滯、血淤不通、邪氣偏盛、陰陽之氣壅遏等具有效果。刺絡放血法最常用於發熱現象、發炎現象、血壓高、皮膚病、痛症、眼疾、耳鳴等，例如高熱、中暑、急性扁桃體炎，咽喉腫痛、眼結膜炎、扭傷、癤腫、淋巴管炎、神經性皮炎等。以下列舉數個詳例：

*1.*發燒：耳尖放血。

2.青春痘：後心五、六椎間放血。

3.結膜炎：耳尖放血。

4.肥厚性鼻炎：膏肓穴附近放血。

5.口眼歪斜：足跗上放血，若臉頰內側有青筋亦應放血。

6.咽喉炎、氣喘：少商、尺澤及小腿青筋放血。

7.舌下腺發炎：腳背放血。

8.牙痛：原則上如上牙痛則小腿外側青筋處放血，下牙痛則足跗青筋處放血。

*9.*後腦痛、腰背痛：委中穴附近青筋處放血。

*10.*耳後之頭部瘡瘤：崑崙穴附近放血。

*11.*肩痛、肩胛骨痛、背痛：承山穴、委中穴附近青筋處放血。

*12.*急慢性腸炎：小腿外側及足跗上青筋處放血，若無青筋則無效。

　　刺絡放血法極適用於五輸穴的井穴，其取穴原則有循經取穴與辨證取穴二種。循經取穴是根據病變部位所屬的經絡來選取該經絡的井穴，如有兩條以上經絡通過，則同時取通過的所有經絡之井穴。例如手臂之外側後緣（手太陽經）疼痛，可取手太陽少陽經的井穴少澤穴放血；如坐骨神經痛、臀部、大腿後側及小腿外側疼痛，涉及足太陽與足少陽二經，可以在此二經的井穴至陰穴、竅陰穴同時放血。辨證取穴是根據經絡、臟象、四診八綱，判斷證屬何臟腑，便取該臟腑的經絡。例如血壓偏高、頭暈痛、頸項強硬、性情急躁、脈弦、舌赤之肝陽上亢，則病屬肝經，所以取肝經的井穴大敦穴放血，以瀉肝風，並可以取肝經的子經，即是心經的井穴少衝穴放血，以加強平肝熄風的效果。井穴刺絡放血的作用有急救、袪瘀止痛、消腫消炎、調節神經血管功能等，因為刺絡放血法加上井穴本身的功效，可以振奮精神、恢復神志、抑制抽搐、通疏瘀阻的經絡而止痛，且能改變毛細血管通透性及增強吞噬細胞的活動，有利於消炎及促進損傷組織的修復，能調節血管神經功能的紊

亂。井穴刺絡放血的應用如下：

1. 前頭痛：商陽穴、厲兌穴。

2. 偏頭痛：關衝穴、竅陰穴。

3. 後頭痛：至陰穴、竅陰穴。

4. 頭暈：大敦穴。

5. 流鼻血：少商穴、商陽穴。

6. 牙痛：商陽穴、厲兌穴。

7. 咽喉炎：少商穴、商陽穴。

8. 落枕：關衝穴、商陽穴。

9. 腰痛：至陰穴、少澤穴。

10. 坐骨神經痛：竅陰穴、至陰穴。

11. 膝關節疼痛：大敦穴、隱白穴，厲兌穴、竅陰穴。

(三)禁忌症

1. 各種出血性疾病，如血友病、原發性血小板減少性紫瘢、再生障礙性貧血，禁止使用此法。

2. 免疫功能不全者，禁止使用此法。

3. 孕婦、婦女產後，不宜使用。

4. 七十歲以上的老人、六歲以下的幼童，選擇放血時宜謹慎處理。

5. 體弱、極度消瘦、精神疾病、癲癇、糖尿病有併發症、中度與重度心臟病等，皆不宜。

6. 皮膚潰瘍、皮膚過敏、水腫、關節凹凸不平的部

位、皮膚過於鬆弛的部位，均不宜使用。

　　7.大血管處，高熱、抽搐、痙攣者，皆不宜。

　　8.下肢重度靜脈曲張者，不宜使用。

第五章　艾灸法

　　艾灸法是我國傳統醫療外治療方法中的一種，應用於預防保健已有數千年之久。《靈樞・官能》指出：「針所不為，灸之所宜。」《醫學入門》也說：「藥之不及，針之不到，必須灸之。」《素問・骨空論》中就記有：「大風汗出，灸譩譆。」這些不但載述了艾灸法的歷史，也說明艾灸法可以彌補針刺與藥療之不足的預防保健艾灸法。艾灸法有溫經通絡、行氣活血、祛寒逐濕、消腫散結、回陽救逆等作用，並能激發免疫功能的提升，增強身體的免疫能力。艾灸法適用於身體健康與疾病防治，尤其是慢性虛弱性病症和風、寒、濕邪為傷的疾病。因製成的形式及運用方法的不同，艾灸法可分為艾條灸、艾炷灸、灸器灸等數種類。以下介紹艾灸法的緣由、發展、原理、機轉、用具、操作方法、適應症、禁忌症等，以及幾種常用的自我保健方法，不妨隨書一試。

第一節　艾灸法之起源與發展

一、艾灸法之緣由

　　沿用數千年的艾灸法，早在春秋戰國時期，已經被人們廣泛的使用，《莊子》中有「越人熏之以艾」，《孟子》中也有「七年之病，求三年之艾」的記載。艾葉是一種能抑菌的中草

藥,每當端午佳節,家家戶戶幾乎都有將艾葉掛在屋內、外的習俗,據說可以驅邪氣。蘄州當地的諺語有:「家有三年艾,郎中不用來。」艾葉性味辛、苦、溫,是多年生草本菊科植物,密被茸毛,可高達一公尺以上,生長於中國各地,但依產地不同而有不同的別名,例如潮汕產的叫艾草、饒平是山艾、廣州是五月艾、湖北蘄州所產的為蘄艾,其中蘄艾為艾葉中的上品。在臺灣一些地區的日常生活中,艾草常被使用於趨吉避凶的用途,而且在開春過完年後,就會食用艾草,有去除前一年霉運的象徵。《本草綱目》記載:「艾葉能灸百病。」特別是風寒冰冽引起的疾病,就如同《素問·異法方宜論》描述:「北方者,天地所閉藏之域也,其地高陵居,風寒冰冽。其民樂野處而乳食,藏寒生滿病,其治宜灸焫,故灸焫者,亦從北方來。」這說明艾灸法燃燒艾絨所產生的溫熱作用,特別適用於因為寒冷的北方高地氣候所引發的疾病,艾灸法也可能是起源於中國北方。

二、艾灸法之發展

艾灸法起源的時間可能在針刺術之前,但在發明取火之後,或許與砭石的應用在同一時期。艾灸法經過前人一代傳一代的留下來,期間又佐以經驗醫學,創製出豐富多彩的施灸方法,衍生出各種形式的施灸材料。起初,點燃艾絨,使艾葉的藥性和火的溫熱作用結合在一起,而成為艾灸。繼而為提高艾灸的治療效果,臨床實務上除了單純使用艾絨灸治外,還有隔

物、隔藥、摻藥等艾灸法，例如為促進氣血運行、提高身體抗病祛邪能力的隔薑灸，為增加穴位皮膚刺激、清熱解毒、活血化瘀的隔蒜灸，為促進全身血液循環、除寒祛痺的附子餅灸，為藉由芳香走竄功能產生祛風散寒、活血通絡、利濕作用的太乙神灸等。此外，為加強針刺的效果，使經氣更於活躍的作用，於是針刺與艾灸結合成針灸法。還有燈草蘸油點火，在受術者皮膚上直接燒灼的「燈火灸」，有利用竹筒和葦筒塞入耳中，在筒口施灸以治療耳病的筒灸等。

隨著艾灸法的發展，其治療範圍早已超出了寒證的應用，可以延伸至熱、虛、實諸證，廣泛應用於多種疾病。《素問·異法方宜論》記載：「灸寒熱之法，先灸項大椎，以年為壯數；次灸橛骨，以年為壯數。視背俞陷者灸之，舉臂肩上陷者灸之，兩季肋之間灸之，外踝上絕骨之端灸之，足小趾次趾間灸之，腨下陷骨間灸之，外踝後灸之，缺盆骨上切之堅痛如筋者灸之，膺中陷骨間灸之，掌束骨下灸之，臍下關元三寸灸之，毛際動脈灸之，膝下三寸分間灸之，足陽明跗上動脈灸之，癲上一灸之。」這指出艾灸法的適應證、施灸順序、施灸部位、施灸劑量等。關於艾灸法的醫學著作比比皆是，例如晉代皇甫謐的《針灸甲乙經》與唐代孫思邈的《千金要方》大力提倡針刺與艾灸並用，唐代王燾的《外臺祕要》則專門論述艾灸法，還有《骨蒸病灸方》，宋代也有《黃帝明堂灸經》、《灸膏肓俞穴法》、《備急灸法》，元代有《癰疽神祕灸

經》，明清時有《采艾編》、《太乙神灸》與《神灸經綸》等。

第二節　艾灸法之理論

一、艾灸法之原理

所謂的艾灸法是用艾絨為主要材料製成的艾炷或艾條，以火點燃後，在身體一定部位或穴位上燃灼、燻燙和貼敷，使溫熱的物理效能滲入肌膚、刺激經絡與穴位，以達到預防保健與治療疾病的一種方法。艾絨的來源是艾葉，艾葉的主要化學成分是揮發油，並且含有鞣質、黃酮、醇、多醣、微量元素及其他有機成分等，具有抗菌、抗病毒、抗過敏、平喘、鎮咳、祛痰、止血、抗凝血等作用，有溫經散寒、行氣活血、回陽救逆、保健強身的功效。艾葉的應用在古早的中國醫藥書籍就有記載，《本草正要》指出：「艾葉，能通十二經，而尤為肝脾腎之藥，於溫中，逐冷，行血中之氣，氣中之滯」。東漢張仲景的《傷寒雜病論》中，有兩個重要的用艾葉處方：膠艾湯和柏葉湯。膠艾湯適用於婦人因寒而月經不調、因子宮虛冷而不孕，柏葉湯則適用於出血不止，因為艾葉有暖子宮與止血作用，此二方至今仍是中醫臨床常用的方劑。

二、艾灸法之機轉

根據中醫理論，艾灸法在身體使用艾灸的局部區域，可以產生消炎止痛、祛腐生新，就整體而言，可以調節營衛氣血、

五臟六腑、陰陽的平衡，使經絡之氣能正常的運行，也使免疫機制提高，以此增強精、氣、神的效用。其中所使用艾葉的特質，加上有火的作用，誠如《本草綱目》記載：「艾葉，生則微苦太辛，熟則微辛太苦，生溫熟熱，純陽也。可以取太陽真火，可以回垂絕元陽……灸之則透諸經而治百種病邪，起沉苛之人為康泰，其功亦大矣。」在灸治過程中，艾葉雖被燃燒，但其藥性猶存，可以直接殺滅體表的外邪，可以藉由熱通過身體表面的穴位，再進入體內沿著經絡循行，而達到預防保健與疾病治療的作用；又可經由呼吸進入體內，而達到扶正驅邪、醒腦安神的作用。艾葉可以被多方面的應用，例如《本草正要》記載：「或生用搗汁，或熟用煎湯，或用灸百病，或炒熱熨敷可通經絡，或袋盛包裹可溫臍膝，表裏生熟，俱有所宜。」

　　現代研究結果發現，燃燒艾葉時，可產生具有抗氧化並清除自由基的化學物質，使施灸局部皮膚的過氧化脂質明顯減少。根據物理學的原理，任何物體都可以發射紅外線和吸收紅外線，艾灸燃燒時所產生的熱量，是一種十分有效並適於身體治療的物理性紅外線，且以近紅外線成分居多。近紅外線對人體的穿透度較遠紅外線為深，其可以完全穿透皮膚表層且深至皮下組織被人體所吸收，也可激發人體穴位內生物分子的氫鍵，經過神經和體液系統傳遞人體細胞所需的能量。

五、艾灸法之作用與目的

艾灸法的作用是由艾灸燃燒時的物理因素和化學因素，與

俞穴的特殊作用、經絡的特殊途徑相結合，而產生的一種「綜合效應」。其作用與目的可以概括區分如下。

1. 溫經散寒

利用灸火之熱力，穿透肌膚，溫經行氣，加上艾葉的生溫熟熱本質、通十二經絡、驅逐濕寒的三大特點，更強化艾灸法溫經散寒的作用。可以用來治療風寒濕邪所引起的病證，以及氣血虛弱所引起的眩暈、貧血、乳少、閉經等。

2. 扶陽固脫

艾灸法可溫補虛脫的陽氣，因為人體以陽氣為生化之本，若陽氣衰則陰氣盛，表現為寒厥，甚至欲脫。可以用來治療久泄、久痢、遺尿、崩漏、脫肛、子宮脫垂等。

3. 通運氣血

艾灸法可行氣活血，當用於陽微厥逆時，可以灸胃經的足三里穴或腎經的湧泉穴。當用於氣虛下陷的脫肛、久泄，可以灸督脈的百會穴來昇提陽氣。當用於中氣不足的胸悶，可以灸五柱穴（胃經的梁門與任脈的巨闕、中脘、下脘；也就是二肋骨連結劍突至肚臍連線的中間點為中脘穴，中脘穴上下左右各三指的四個穴位，總合為五柱穴），以補中益陽。

4. 養生保健

常灸身體的某些穴位，例如胃經的足三里穴、任脈的關元穴、任脈的氣海穴、督脈的命門穴，可增加身體的抵抗力。若是容易感冒的人，可以常灸督脈的大椎穴、督脈的身柱穴、五

柱穴等，可以有預防的作用。

　　5.其他

　　隔鹽灸有溫中散寒、扶陽固脫的作用，可用於虛寒性嘔吐、泄瀉、腹痛、虛脫、產後血暈等。隔薑灸有解表散寒，溫中止嘔的作用，可用於外感表證、虛寒性嘔吐、泄瀉、腹痛等。隔蒜灸有清熱、解毒、殺蟲的作用，可用於癰腫瘡瘍、毒蟲咬傷、對哮喘、肺癆、瘰癧等。隔附子餅灸有溫腎壯陽的作用，可用於命門火衰而致的遺精、陽痿、早洩等。溫針灸具有針刺和艾灸的雙重作用，一般針刺和艾灸的共同適應證都可以使用。

第三節　艾灸法之用具與準備用物

一、用具

　　艾灸法常見的用具有艾條、艾炷、艾捲等不同形式，在隔物灸部分，可以準備新鮮的薑片、蒜片、蒜泥、蔥泥、鹽巴、附子餅等，以下分別說明。

　　1.艾條

直接取用以艾絨所製成的條型艾。

　　2.艾炷

將適量的艾絨置於掌心中，用食、中、拇指將之捏成圓錐或圓柱狀，即為艾炷。艾絨捏壓越緊實越好，可以根據需要，將艾炷製成拇指大、蠶豆大、麥粒大，分別稱為大艾炷、中艾

炷、小艾炷。（見圖 5-1）

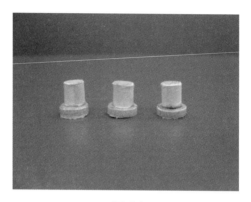

圖 5-1

3.艾捲

　　將適量艾絨用雙手捏壓成長條狀，軟硬要適度，以利燃為宜，然後將其置於寬約 5.5 公分、長約 25 公分的桑皮紙或純棉紙上，再搓捲成圓柱形，最後用漿糊將紙邊黏合，兩端紙頭壓實，即製成長約 20 公分，直徑約 1.5 公分的艾捲。

4.隔物灸

　　在進行隔物灸前，需要選用適當的間隔物，如薑片、蒜片、蒜泥、蔥泥、附子餅等。薑、蒜洗淨後，切成約 2～3 公釐厚度的薄片，並在薑片、蒜片中間用牙籤刺成篩孔狀，以利灸時導熱通氣。至於蒜、蔥則應將其洗淨後搗爛成泥，附子餅則先將附子略微烘烤過後，研磨成細粉末，加入適量之水或黃酒、薑汁、蜂蜜等調和均勻，再以手捏製成寬約 3 公分、厚度

約 2～3 公釐的圓餅薄片，在中間刺出篩孔後即成。（見圖 5-2）

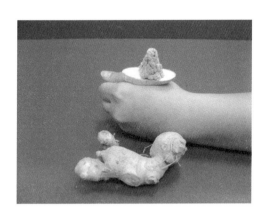

圖 5-2

二、準備用物

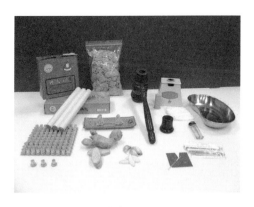

圖 5-3

*1.*艾炷、艾條、艾捲。

*2.*鹽巴、薑片、蒜片、蒜泥、蔥泥、附子餅。

*3.*治療盤。

*4.*火柴。

*5.*彎盤。

*6.*鑷子。

*7.*艾灸盒。

*8.*溫灸器。

第四節　艾灸法之操作方法

　　一般來說，施灸時可以艾條、艾炷、艾捲的形式來進行。使用艾炷時，又可依照艾絨是否直接接觸在皮膚上而分成直接灸與間接灸。直接灸依照留下瘢痕與否可再分為兩種，不使皮膚燒傷化膿者為無瘢痕灸；施灸時會將皮膚燒傷化膿，癒後留有瘢痕者為瘢痕灸，又稱為化膿灸。間接灸是用間隔物將艾炷與施灸部位的皮膚隔開進行施灸，依照所使用的隔物類別，而有隔鹽灸、隔薑灸、隔蒜灸、蒜泥灸、蔥泥灸、附子餅灸等。每燃燒完一炷，其單位稱為一壯。若是使用艾條或艾捲時，則有溫和灸、雀啄灸和迴旋灸。另外，溫針灸是艾灸搭配針使用；溫灸器灸是用灸盒來燻灸，又稱為溫筒灸。以下一一介紹。

一、艾炷灸

㈠直接灸

1.無瘢痕灸

將艾炷置於穴位上點燃，當艾炷燃剩四分之一或感到微有灼痛時，即可更換新的艾炷再灸。若用小艾炷施灸，當感到有灼痛時，可用鑷子將艾炷取掉熄滅，然後灸位稍微偏移再繼續灸。一般約灸 3～5 壯或灸至局部皮膚紅暈而不起泡為止。灸過的皮膚應無灼傷、不化膿，故不留瘢痕。一般虛寒性的疾患，多可用此法。

2.瘢痕灸

此方法是古代灸法中的「灸瘡」法，因艾炷熱力大，可在艾炷中加些芳香性藥物，例如丁香、肉桂等粉末。將大小適宜的艾炷置於俞穴上，用火點燃艾炷，每壯艾炷必須燃盡，移除去灰燼後，可以繼續更換新艾炷再灸，直至所需壯數灸完為止。由於施灸時會燒灼皮膚，因此會有劇痛感，此時可用手在施灸周圍輕輕拍打，以緩解疼痛。灸完後在施灸穴位上覆蓋無菌敷料包紮固定，數日後被灸傷部位的皮膚會出現液化，約 1 週左右施灸部位會化膿形成灸瘡，5～6 週左右灸瘡會自行痊癒，結痂脫落後而留下瘢痕。本法適用於某些頑疾以及難治的慢性病，對於初學者不建議採用此法，應由有經驗的醫護人員操作為宜。

(二)間接灸

1.隔鹽灸

此方法適用於肚臍，因此又稱為神闕灸，將肚臍填鹽與皮膚平，再將艾炷放在鹽上點燃施灸。可以用於腹痛、嘔吐、腹瀉、臍周圍痛、疝痛、慢性痢疾等，還有回陽救逆的作用，例如大汗淋漓、四肢厥冷、無脈症。

2.隔薑灸

首見於明代楊繼洲的《針灸大成》，薑片置於應灸的部位，再將艾炷放在薑片上點燃施灸。當艾炷燃盡，再更換新的艾炷施灸，直至灸完所需的壯數，但須使皮膚紅潤而不起泡。因為生薑味辛、性微溫，入肺、心、脾、胃等經絡，有調和營衛、散寒發表、祛痰下氣、溫暖脾胃、消水化食、開肺宣氣之功效，所以隔薑灸能有溫中散寒、宣散發表、通經活絡的作用。常用於因風寒引起的嘔吐、腹痛、腹瀉及風寒痺痛等。

3.隔蒜灸

晉代葛洪的《肘後備急方》有隔蒜灸記載，將蒜片置於應灸的部位，再將艾炷放在蒜片上點燃施灸。當艾炷燃盡，再更換新的艾炷施灸，直至灸完所需的壯數，但須使皮膚紅潤而不起泡。因為大蒜味辛、性溫，入脾、肺、腸、胃等經絡，所以能通五臟、開諸竅，以提高人體免疫能力，而達到祛寒濕、健脾開胃、活血化瘀消腫、促進傷口癒合。常用於皮膚癰瘡、慢性毛囊性炎症、急性乳腺炎、類風濕性關節炎等，但皮膚過敏

者必須謹慎用。

4.隔附子餅灸

將附子餅放在應灸的部位，再將艾炷放在附子餅上點燃施灸，當艾炷燃盡，再更換新的艾炷施灸，直至灸完所需的壯數，但須使皮膚紅潤而不起泡。因為附子味辛、性溫，入心、腎、脾等經絡，有逐風寒、袪濕邪、補命門火的作用。常用於命門火衰而導致的陽痿、早洩、瘡瘍久潰不斂等。

二、艾條灸

1.溫和灸

施灸時，點燃艾條的一端，與施灸部位的皮膚約距 2 公分處，體表皮膚有溫熱感但無灼痛，一般每處灸 5～7 分鐘，至皮膚紅暈為止。幫別人施灸時，若右手持艾條，則左手中、食指可分開置於施灸部位的兩側，可以藉由手指的感覺來測知局部受熱程度，如此隨時得以調節施灸的距離並防止燙傷。常用於溫通經脈，袪除風寒濕邪。

2.雀啄灸

施灸時，點燃艾條的一端，像麻雀啄食一樣，一上一下均勻施灸，但不能觸及皮膚。另外也可原地上下或向左右方向移動。一般每處灸 5 分鐘左右，常用於小兒疾病、急救。

3.迴旋灸

施灸時，點燃艾條的一端，在施灸部位的皮膚上來回迴旋燻灸，一般每處灸 10～20 分鐘，常用於風濕痛、神經麻痺等。

三、溫針灸

　　將針刺與艾灸結合應用的方法，適用於既需要留針且又需要艾灸的病症。操作時，先將針刺入穴位得氣後，再將適量之艾絨捏在針尾上，或將艾條切成約 2 公分長度，插在針柄上點燃施灸。待艾絨或艾條燒完後，除掉灰燼，取出針。施灸前，必須在針刺周圍放置隔熱用的厚紙片，以預防因灰燼掉落而造成皮膚燙傷。此法有溫經通絡、行氣活血的作用，常用於寒濕引起的關節痠痛、麻木、寒冷等。（見圖 5-4）

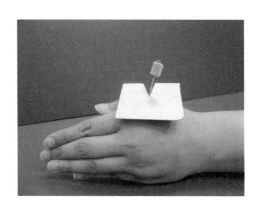

圖 5-4

四、溫灸器灸

　　運用金屬或木頭所特製的筒灸用具，筒底須隔有過濾網，筒內有固定艾條用的彈簧，筒的四周有散熱孔，又稱為溫筒灸。施灸前，可以在應灸部位上放一塊乾淨的紗布，用以防止

因灰燼掉落而造成的皮膚燙傷。施灸時，將點燃的艾條裝入溫
灸器，再置於應灸部位進行熨灸，直到所灸部位的皮膚紅潤為
止。有調和氣血、溫中散寒的作用。（見圖 5-5）

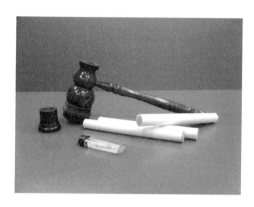

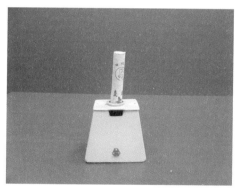

圖 5-5

五、其他灸法

　　在此介紹的幾個較不易操作的艾灸法，必須由具有豐富經
驗的醫護人員來操作。

1.燈火灸

點燃蘸植物油的燈芯草，然後快速按在穴位上進行熨燙，灸後注意局部清潔，預防感染。此法有疏風解表、行氣利痰、解鬱開胸、開竅熄風的作用。用於流行性腮腺炎、小兒抽搐、昏迷、胃痛、腹痛等。此法須由經驗豐富的醫護理人員來操作。

2.天灸

點燃對皮膚有刺激性的藥物敷貼於穴位，使局部充血、起泡。例如蒜泥灸是將 3～5 公克的大蒜搗成泥狀，置於穴位上敷貼，再覆蓋塑膠膜，並以膠布固定，灸 1～3 小時，以局部皮膚發癢、發紅或起泡為止。敷灸湧泉穴用於咯血，敷灸合谷穴用於扁桃腺炎，敷灸魚際穴用於咽喉腫痛。例如篦麻子灸是將適量的篦麻子去殼取仁搗成泥狀，依蒜泥灸方法敷貼於穴位上。敷灸湧泉穴用於滯產，敷灸百會穴用於子宮脫垂、脫肛、胃下垂等。例如吳茱萸灸是將適量的吳茱萸磨成粉，以醋調成糊狀，依蒜泥灸法貼敷於穴位上，敷灸湧泉穴用於血壓高、口腔潰瘍、小兒水腫等。

3.雷火針灸法

以芳香通竅的藥物助艾灸滲入穴位，產生溫經通絡、流暢氣血、袪寒除濕的目的。常用的藥物有沉香、木香、乳香、茵陳、羌活、乾薑、麝香，先磨成細末，再取與艾絨拌勻，最後捲成艾條使用。操作時，選好施灸穴位，以 10 層棉布蓋於穴

位上，將雷火針的一端點燃，對準穴位緊按在棉部上，使溫熱之藥氣透入穴位深部。常用於風寒濕痺、虛寒腹痛、腹瀉等。

4.太乙針灸法

此法應用及操作方法與雷火針灸法相似，在明代楊繼洲《針灸大成》中有記載，常用的藥物有硫磺、麝香、乳香、沒藥、桂枝、杜仲、枳殼、皂角、細辛、川芎、獨活、雄黃、白芷等，先磨成粉，再取之與艾絨拌勻，最後捲成艾條使用。太乙針灸常用於風寒濕痺、痿症、虛寒腹瀉、寒凝痛經等，太乙針灸法不宜用於實熱證與陰虛證，頭面、五官、大血管處、孕婦腰骶部與腹部等禁止灸。

第五節　艾灸法之注意事項

一、注意事項

1.施灸順序之原則

《千金方》指出：「凡灸當先陽後陰……先上後下」。這說明操作艾灸法多是先上部，後下部；先背部，後腹部；先頭部，後四肢；先陽經，後陰經；施灸壯數，先少後多。但在特殊情況下，施灸順序仍可活用。

2.施灸選穴之原則

按照循經取穴、經驗穴位和特殊主治功能的原則取穴。例如脫肛灸百會穴、頭痛灸太陽穴、面癱灸翳風穴、胃痛灸中脘穴、腹瀉灸天樞穴、月經不調灸關元穴、陽痿早洩灸中極穴、

感冒灸大椎穴、心病灸內關穴、肺病灸肺俞穴、腎病灸氣海穴、咽痛灸合谷穴、肩痛灸肩髃穴、臂痛灸曲池穴、腰痛灸腎俞穴、坐骨神經痛灸環跳穴、腿痛灸委中穴，足跟痛灸崑崙穴等，再配以相應輔助穴位。

3.補瀉手法之應用

《靈樞‧背腧》記載：「以火補者，勿吹其火，須自滅也；以火瀉者，疾吹其火，傳其艾，須其火滅也。」這說明艾灸的補瀉手法，艾的火力由小到大，慢慢燃盡為補法；以口吹艾火，快速燃燒為瀉法。在應用時，對於正氣虛弱的用補法，施灸時間較長、壯數較多，灸完後用手按所施灸穴位。而對於邪氣偏盛的用瀉法，施灸時間較短、壯數較少，灸完後不需用手按所施穴位。

4.辨證施灸之要領

應根據病情、體質、年齡、施灸部位，來決定使用艾炷的大小、多少，或艾條施灸時間的長短。艾炷灸一般為3～5壯，艾條灸一般需10～20分鐘。

二、適應症

1.痛症：頭痛、坐骨神經痛、肩周炎、腱鞘炎、痛經、胃脘痛、腰痠背痛。

2.風症：感冒、血壓高、中風後遺症、哮喘。

3.寒症：蕁麻疹、斑禿、瘰癧、嘔吐、腹瀉、四肢冰冷。

4.濕症：關節炎。

5.痺症：肌肉萎縮、肢體麻痺、麻木、腫脹。

三、禁忌症

1.實熱證或陰虛發熱、邪熱內熾等，例如高熱、血壓暴增、肺結核晚期、大量咯血。

2.顏面部、頸部及大血管的體表區域，黏膜附近處。

3.急性傳染性疾病、皮膚發炎潰瘍。

4.孕婦的腹部、腰骶部。

5.心臟功能不全。

6.精神分裂症。

7.嚴重嘔吐。

8.嚴重貧血。

四、艾灸法護理

1.施艾灸時，保持室內空氣的流通，但應注意保暖。

2.施艾灸時，須採取舒適的體位，以免使用中因調整姿勢，而導致艾灰脫落或艾炷傾倒，發生燙傷或燒壞衣被。

3.艾條灸時，要注意艾條應與施灸部位維持 2～4 公分距離，因太近易燙傷，而太遠效果不好，也應隨時詢問溫熱感，並觀察局部皮膚潮紅程度。

4.每次灸 15～30 分鐘，使局部皮膚紅潤、灼熱。施灸後，局部皮膚出現微紅、灼熱是正常現象，無須特別處理。

5.施艾灸時，若艾絨灰較多，應將絨灰置於彎盤中，

中醫護理

避免掉落在皮膚上。

*6.*施艾灸於腹部、背部較平坦處，可以用艾灸盒。

*7.*施艾炷灸置於皮膚上，須留心以免灼傷皮膚。若施灸不慎導致皮膚起泡，小者能自行吸收，大者可以用消毒針頭刺破，並以消毒紗布覆蓋。如有感染現象，應盡速就醫處理。

*8.*如行瘢痕灸者，於化膿期間要注意適當休息，保持局部清潔，可以用紗布保護灸瘡，待自然癒合。如灸瘡膿液呈黃綠色或有滲血現象，應盡速就醫處理。

*9.*施艾條灸後，應將剩下之艾條徹底熄滅，以避免再燃。如有絨灰脫落床上，應清掃乾淨，以免再燃燒。（見圖5-6）

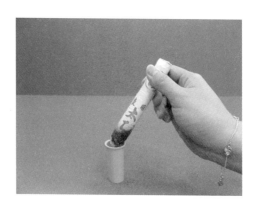

圖 5-6

*10.*偶有施灸後身體不適現象，如熱感、頭昏、煩躁等，可以適當活動身體，喝溫開水，或刺激合谷穴、後谿穴。

第六節　艾灸法之日常保健之應用

一、感冒

風寒感冒，選取大椎穴、合谷穴、風池穴、肺俞穴、神闕穴等，每穴施灸 10 分鐘，至各穴位皮膚為潮紅色。依艾條灸的溫和灸法操作，每日施灸 1～2 次，每次 15～20 分鐘，以施灸部位有溫熱舒適感覺為考量。

二、咳嗽

咳嗽，選取大椎穴、肺俞穴、風門穴、膏肓穴等，採用艾炷灸，3～5 天施灸 1 次，5 次為 1 療程。亦可以採用艾條灸，每天施灸 1 次，每次約 5～10 分鐘，至皮膚潮紅為考量。也可以和針刺法配合應用。

三、痛經

痛經發生於經前或經期中，選取中極穴、三陰交穴、內庭穴、足三里穴等，一般在月經來潮前 7 天施灸，每穴施灸 20 分鐘左右，連續施灸 4 天。若是痛經發生於經後，則選取氣海穴、關元穴、三陰交穴、神闕穴、子宮穴，在經期結束後施灸，每穴施灸 10 分鐘，以各穴位皮膚潮紅色為考量。

四、嘔吐

嘔吐，於肚臍部位（神闕穴）施行隔鹽灸，再加選取內關穴、中脘穴、足三里穴進行艾條灸的溫和灸，每穴施灸 10～15 分鐘，以各穴位皮膚潮紅色為考量。

五、關節痛

關節痛，若是腰脊痛選取腎俞穴、崑崙穴，若是膝關節痛選取足三里穴、陽陵泉穴、懸鍾穴，採用艾條灸的溫和灸，每穴施灸 10～15 分鐘，以各穴位皮膚潮紅色為考量。

六、暈車

暈車，於湧泉穴進行艾條灸的溫和灸，施灸約 10～15 分鐘，以該穴位皮膚潮紅色為考量。

七、頭痛

風寒頭痛，選取風池穴、百會穴、大椎穴、關元穴、腎俞穴、脾俞穴、胃俞穴、腎俞穴、氣海穴、足三里穴、合谷穴等。其中關元穴、腎俞穴可以用隔附子餅灸，其他各穴採用艾條灸的迴旋灸，每穴施灸 5～10 分鐘，以各穴位皮膚潮紅色為考量。

八、失眠

失眠，選取百會穴、四神聰穴、神門穴、內關穴、三陰交穴、湧泉穴進行艾條灸的溫和灸，每穴施灸 5～10 分鐘，每次約 30 分鐘，以各穴位皮膚潮紅色為考量。其中湧泉穴每次只適宜灸一側。每天可以施灸 2 次，最好可在睡前施灸 1 次，但施灸後必須謹慎的確認艾條完全熄滅。

九、腹瀉

腹瀉，選取天樞穴採用隔薑灸，選取神闕穴採用隔鹽灸，選取中脘穴、關元穴、脾俞穴、足三里穴採用艾條灸的溫和

灸。每次選用 2～3 個穴位，每穴施灸 5～10 分鐘，每日 1 次直至腹瀉症狀改善。

十、腰痛

腰痛，選取夾脊穴、腰陽關穴、秩邊穴、環跳穴、委中穴、陽陵泉穴、承山穴、懸鍾穴等，採艾條灸的溫和灸。可以在腎俞穴上採用艾灸器施灸。每穴施灸 10～15 分鐘，每天施灸 1～2 次。

十一、自我保健

這裡將介紹幾個重要自我保健穴之艾灸法應用。

㈠足三里穴

足三里穴是足陽明胃經上的重要穴位，位於腿部外膝眼下 3 寸，距脛骨前緣外側一橫指之處。足三里穴能治胃病、腹瀉、便秘、痢疾、腰痛、頭痛、眩暈、膝脛痠痛、下肢癱瘓等。此穴也是個保健穴位，經常刺激可以健脾強胃，擴張血管，降低血液凝聚，促進消化吸收，提高人體的免疫力，消除疲勞，恢復體力。對此穴常用的保健方法是用艾灸法並配合穴位點按，先以艾條灸的溫和灸方式進行，施灸 10～15 分鐘，再用雙手大拇指腹點按足三里穴，直至有痠脹的感覺。

㈡湧泉穴

湧泉穴是足少陰腎經上的重要穴位，位於足底正中線前、中三分之一的交點處，若足趾屈曲，可見足底前處有一凹陷，其中央即是湧泉穴。湧泉穴能治療多種疾病，例如昏厥、休

克、中暑的急救，還有頭痛、耳鳴、偏癱、腎炎、陽痿、遺精、婦科病等。湧泉穴，有水如泉湧之意，水是人體的重要物質，所以可以知湧泉穴與人體生命息息相關，也是人的長壽大穴。湧泉穴與人體肩上的肩井穴，形成了一條直線，從整體觀來看，此二穴是「井」有「水」，自「井」可觀看到「泉水」，當水源充沛，則人體有生氣。因此，經常保健此穴，可以腎精充足，發育正常，耳聰目明，精力充沛，性功能強盛，腰膝不軟，行走有力。湧泉穴的保健方法是用艾灸法，並配合穴位點按，先以艾條灸的迴旋灸方式施灸 10～15 分鐘，再將搓熱的雙手掌放在湧泉穴上來回摩擦，須有發熱的感覺，接著用大拇指點按湧泉至痠痛的感覺，最後用手指點按兩側肩井穴，直至有痠痛的感覺。

㈢命門穴

命門穴是督脈上的重要穴位，位於後背兩腎之間，即是第二腰椎棘突下，與肚臍等高的對應區域。命門穴可以作用於腎陰和腎陽兩方面，能治療陽痿、遺精、腰痛、腎寒陽衰，行走無力、四肢無力、腿部浮腫、耳部疾病等。命門穴也是人體的長壽大穴，其所擁有的命門火就是人體的陽氣，因此經常保健命門穴可以強腎固本，溫腎壯陽，強腰健膝，延緩衰老。命門穴的保健方法是用艾灸法並配合穴位按摩，先以溫灸器法施灸約15分鐘，再用搓熱的雙掌在命門穴上下摩擦，直至有發熱、發燙的感覺，然後將兩掌放在背部兩腎處約 10 分鐘即可。

㈣百會穴

百會穴是督脈上的重要穴位,位於頭部頂端,在兩耳廓尖端連線與頭部前後正中線的交叉點。百會穴能治療頭痛、眩暈、脫肛、昏厥、低血壓、失眠、耳鳴、鼻塞、神經衰弱、中風失語等。百會穴是人體各種氣所交會之處,既是長壽穴又是保健穴,因此經常保健百會穴可以開發人體潛能,增加體內的真氣,調節心、腦血管系統功能,益智開慧,延年益壽。百會穴的保健方法是用艾灸法或配合穴位按摩,每日以艾條灸的溫和灸施灸 10～15 分鐘,或睡前加叩擊法,即是用掌指輕輕叩擊百會穴約 10 分鐘。

㈤神闕穴

神闕穴是任脈上的重要穴位,位於命門穴等高的對應區域,即是肚臍中心。神闕穴是任脈上的陽穴,而命門穴是督脈上的陽穴,此二穴前後相連,陰陽和合,是人體生命能源的所在處,共稱為水火之官。神闕穴能治腹痛、腸鳴、水腫、泄痢脫肛、中風脫症等。神闕穴與人體生命息息相關,胎兒在母體中時,臍帶與胎盤緊連在臍中,胎兒靠胎盤來呼吸,為先天真息的狀態,出生後,臍帶即被剪斷,所以先天呼吸中止,而後天肺呼吸開始,人體的百脈氣血就自動調節。神闕穴也是人體的長壽大穴,因此經常保健神闕穴可以使人體真氣充盈、精神飽滿、體力充沛、腰肌強壯、面色紅潤、耳聰目明、延年益壽。神闕穴的保健方法是用艾灸法或配合按摩,每日以艾條灸

的溫和灸施灸 10～15 分鐘，或睡前加揉法，即是將搓熱的雙手左下右上疊放在肚臍上，男性以順時針揉轉，女性則相反以逆時針揉轉，每次約 360 下。

㈥氣海穴、關元穴

氣海穴、關元穴是任脈上的重要穴位，位於神闕穴直下各 1.5 寸與 3 寸之處。《扁鵲心書》中就有明確記載：「人於無病的時候，常灸關元穴、氣海穴、命門穴、中脘穴，雖不能夠長生不老，但可以得百年之壽。」所以，氣海穴、關元穴是強壯保健的重要穴位，每日在每穴上以艾條灸的溫和灸施灸 10～15 分鐘，若能長期持續，可以調整並提高身體的免疫能力，特別是女性，灸氣海穴、關元穴外，再加前述的足三里穴，會覺得神清氣爽，容光煥發，連續灸半個月後，小腹會有舒暢的感覺。

第六章　耳穴保健法

　　耳穴保健法是在耳廓的穴位上，利用探測棒、藥籽、針刺、按壓等方式進行穴位的刺激，以達到保健預防的一種方法。由於此法操作簡便、經濟實惠、適用範圍廣泛、副作用少，因此多被應用於日常生活中的保健或是臨床實務治療等。追溯醫學記載，應用耳廓和耳穴於疾病診斷、治療、預防，已具有相當悠久的歷史。耳穴保健法依照形式之不同，又可稱做耳穴貼壓法、耳穴探測法、耳穴埋針法等。本章將針對耳穴保健法之緣由、發展、原理、機轉、用具、分類、步驟、適應症以及禁忌症等，一一介紹，可以與學習光碟一同使用，相信對您健康的收穫會更多。

第一節　耳穴保健法之起源與發展

一、耳穴保健法之緣由

　　西元 1958 年，法國醫學博士諾吉爾（Nogier）在一場國際醫學會發表耳穴可以治療多種疾病之後，很多學者陸續加入耳穴的研究與應用。經過諾吉爾博士多年追根究柢的探索，證實了耳穴療法是根源於中醫學，進而也喚起醫學界開始關注這項被遺忘已久的「老祖宗智慧」。諾吉爾博士以自己的多年行醫經驗，構畫出耳穴圖以及似「倒置胎兒」的耳穴分布規律，

使得耳穴療法更易普及與推廣。

在科技高度發展的今天，耳穴治療疾病的方法也有較大的發展，由原有的針刺、割治、艾灸等方法，到採用耳穴埋針法、耳穴藥物注射法、耳穴貼壓法、耳穴磁療法、耳穴藥物貼壓法等，超過 15 種以上的方法，治療範圍可以遍及內、外、小兒、婦產、五官、皮膚等各科，並可以應用於麻醉。因耳穴療法的方便性、簡單性與普及性，使其應用範圍廣泛，可見於疼痛性疾病、兒童近視眼、失眠、肩關節炎等，並深受歡迎。

二、耳穴保健法之發展

關於耳的醫學資料，最早出自於《黃帝內經》的〈素問〉和〈靈樞〉中，分別記載各有五十九條與三十六條。〈靈樞〉不僅首次提出耳穴診治疾病的原理，而且還有耳穴描述和耳廓治病應用的記載。後來，唐代孫思邈所著《備急千金要方》和《千金翼方》，有描述耳中穴和陽維穴的位置、主治及施治方法。明代楊繼洲編著《針灸大成》中，也有耳穴的記載：「耳尖二穴，在耳尖上，捲耳取尖上是穴，治眼生翳膜，用小艾炷五狀。」這說明了耳尖穴的部位、取穴方法和主治。清代張振鋆校訂補輯明代周于蕃原著《小兒按摩術》而成《厘正按摩要術》，其中有一卷名為〈察耳〉，有記述如何利用耳廓來診斷疾病，並附有耳背穴位圖，這堪稱是世界上首次出版的耳穴圖。

第二節　耳穴保健法之理論

一、耳穴保健法之原理

　　人體的五臟六腑、軀幹四肢等任何一個部分，在耳廓上都有相對應的點，也就是「耳穴」，可視為耳廓上的特定刺激點。耳廓結構看似一個倒置的胎兒，屁股在上，頭在下，更細看，耳廓正面有三個凹窩，上部的三角凹相當於人體的骨盆腔，中部的耳甲艇相當於人體的腹腔，下部的耳甲腔相當於人體的胸腔。此外，對耳輪體相當於人體的軀幹，耳舟相當於人體的上肢，對耳輪上、下角相當於人體的下肢。誠如本書第一章醫學基礎理論中提及《靈樞・口問》記載：「耳者，宗脈之所聚也。」當人體某一部位發生不適或病變時，會透過經絡的傳導作用，在耳廓的相應部位產生某些改變，例如電阻變低、導電性增強，變形、變色等，這些改變即是耳穴的陽性反應。觀測陽性反應變化，可以診斷身體不適的問題，而刺激耳穴陽性反應，可以達到消除不適、預防保健的功效。耳廓應用於診斷，有其應遵循的原則與特點：

㈠根據耳穴所代表的部位或臟腑以推斷病變部位

　　例如「胃點」若出現陽性反應，可以表示胃部有不適，甚至於疾病；「腰骶椎」若出現陽性反應，可以推斷不適或病變在腰骶椎部位等。這原則可以表現出不適或病變所在之處。

㈡根據中醫臟象學說對耳穴陽性反應分析

臟象學說是中醫學研究人體生理功能、病理變化及其相互關係的理論，耳穴與臟腑的生理變化有著密不可分的聯繫性，應用臟象學說的理論分析耳穴陽性反應的出現，對許多臨床觀察可以給予合理的解釋。例如骨折患者，耳穴中除相應部位出現陽性反應外，腎點也會出現敏感反應，根據臟象學說中「腎主骨」的理論來解釋，對腎點出現敏感反應即是合理的。又例如神經衰弱者，心點會出現陽性反應，因為「心主神明」。又例如肺部有器質性病變時，一般除肺點有陽性反應外，大腸點會同時出現陽性反應，此與臟象學說中的「肺與大腸相為表裏」相符。所以，應用臟象學說的理論對耳穴陽性反應出現的分析，是應遵循的重要原則。

㈢根據現代醫學理論對耳穴陽性反應分析

有一些耳穴點是應用現代科學研究，並且根據現代醫學理論與專業名詞命名，例如交感、皮質下、腎上腺、內分泌、腦幹等。因此，對某些耳穴陽性反應需要應用現代醫學理論分析。例如十二指腸潰瘍的病患，除「十二指腸」點出現陽性反應外，交感點、皮質下點亦同時出現陽性反應，根據現代醫學理論推究原因，潰瘍是大腦皮質及交感神經中樞機能發生紊亂而引起，因此，皮質下點、交感點出現陽性反應，應用現代醫學理論對耳穴陽性反應所進行分析，也是可遵循的原則。

二、耳穴的分布規律

耳穴的分布規則是根據倒置胎兒圖形，表 6-1 即是依循解剖構造與對應部位彙整。

表 6-1　耳穴點對應分布表

耳廓構造	對應耳穴點
耳輪腳	橫膈點，在耳輪上分布有直腸下段、尿道、外生殖器，耳尖，耳輪 1～6 穴點。
耳舟	上肢代表區。
對耳輪	身體軀幹和下肢，對耳輪的耳腔緣代表脊椎。
耳屏	外側面為鼻點，邊緣是屏尖和腎上腺點，內側面為咽喉和內鼻點。
對耳屏	外側面有額點和枕點，對耳屏邊緣尖端是平喘點，對耳屏和耳輪交界處是腦幹點，平喘點與腦幹點之間是腦點，對耳的內側面是皮質下點和睪丸點或卵巢點。
外耳門	下方近屏間切跡外，是內分泌點。 屏間切跡的前下方和後下方分別有目 1 和目 2。
三角窩	有神門點、子宮點和交感點。
耳甲艇	有各個內臟器官的代表區。
耳甲腔	圍繞耳輪腳是消化區，外耳門的後方是口區，然後依次為食道、賁門、胃、十二指腸、小腸、闌尾、大腸等穴，耳輪腳消失處是胃點，胃和十二指腸的後方是肝點，小腸點的上方是腎點，大腸點的上方是膀胱點，肝點和腎點之間是胰膽點，肝點的下部緊靠對耳輪緣是脾點，耳甲腔中央是心點，在心點的上下和後呈馬蹄形的區域是肺區，心點與口點之間是氣管點，口、內分泌、皮質下點，和肺區之間為三焦點。
耳垂	正中為眼點，眼穴的前方有牙痛點 1 和牙痛點 2，眼穴後方有頜關節點，眼點的後方是內耳點，眼點的直下是扁桃體點。
耳廓背面	有降壓溝，陽維、耳迷根和上、中、下耳背穴點。

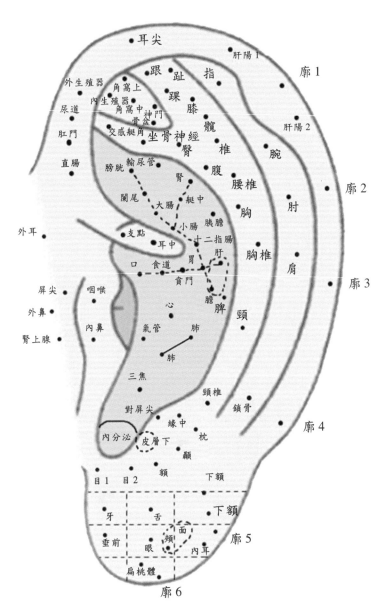

圖6-1　耳穴對應分布圖

三、耳廓之構造

　　整個耳廓的範圍包括從上耳根至下耳根，也就是從耳廓與臉面部相連的最上部至最下部，耳廓靠著軟骨來支架，附加脂肪、結締組織、韌帶和退化的肌肉等。在這不到十公分大小的耳朵上，含有豐富的神經與血管，更有超過 200 個以上的耳穴點。以下將就解剖位置以及所分布的神經與血管分別說明。

(一)耳廓的正面

　　耳廓正面包含以下幾個解剖構造：（見圖 6-2）

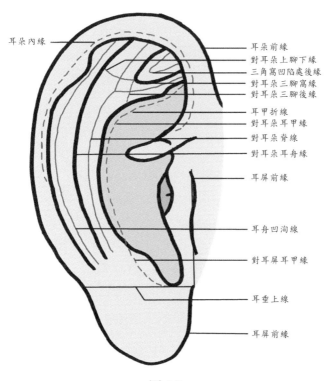

耳朵內緣

耳朵前緣
對耳朵上腳下緣
三角窩凹陷處後緣
對耳朵三腳窩緣
對耳朵三腳後緣

耳甲折線
對耳朵耳甲緣

對耳朵脊線

對耳朵耳舟緣

耳屏前緣

耳舟凹洵線

對耳屏耳甲緣

耳垂上線

耳屏前緣

圖 6-2

1.耳垂

位於耳廓最下部無軟骨的部位，在耳垂與臉部之間有一條淺溝，稱為耳垂前溝。

2.耳輪

是耳廓外緣捲曲的部分，在耳輪外上方有一結節狀的突起部分，稱為耳輪結節，耳輪伸到耳甲的部分，則稱為耳輪腳，與耳輪相對類似「Y」字型的隆起是對耳輪，對耳輪上部向上的分支是對耳輪上腳，對耳輪上部向下的分支則是對耳輪下腳。

3.耳舟

指的是耳輪與對耳輪間的凹溝。

4.三角窩

是在對耳輪上、下腳間所形成的三角形凹窩。

5.耳甲

是部分耳輪和對耳輪、對耳屏、耳屏及外耳門間的凹窩，由耳甲艇、耳甲腔兩部分組成，在耳輪腳以上的耳甲部是耳甲艇，而在耳輪腳以下的則是耳甲腔。

6.耳屏

耳廓前方呈現瓣狀的隆起部分，在耳屏與耳輪間的凹陷處是屏上切跡，在耳屏緣上隆起部是上屏尖，在耳屏緣下隆起部則是下屏尖，在耳屏與臉部間的淺溝，稱為耳屏前溝。

7.對耳屏

是耳垂上部與耳屏相對的隆起，耳屏與對耳屏之間的凹陷是屏間切跡，位在對耳輪與對耳屏之間的凹陷處稱為屏輪切跡，對屏游離緣隆起部是對屏尖，耳屏和對耳屏之間的凹陷處是屏間切跡。

　　8. 外耳門

是指耳甲腔前方的孔竅。

㈡耳廓的背面

耳廓背面包含以下幾個解剖構造：

　　1. 耳輪背面：是指耳輪背部的平坦部分。

　　2. 耳垂背面：是指耳垂背部的平坦部分。

　　3. 耳舟隆起：是指耳舟在耳背的隆起部分。

　　4. 三角窩隆起：是指三角窩在耳背的隆起部分。

　　5. 耳甲艇隆起：是指耳甲艇在耳背的隆起部分。

　　6. 耳甲腔隆起：是指耳甲腔在耳背呈現的隆起部分。

　　7. 耳背溝：對耳輪上、下腳與對耳輪主幹在耳背呈「Y」字型的凹溝。

　　8. 對耳輪溝：是指對耳輪體在耳背的凹溝部分。

　　9. 耳輪腳溝：是指耳輪腳在耳背的凹陷部分。

　　10. 對耳屏溝：是指對耳屏在耳背的凹溝部分。

㈢耳廓的血管分布

　　1. 動脈

耳廓的動脈來自頸外動脈的耳後動脈和顳淺動脈，顳前動

脈也有 3～4 個小分支分布於耳廓，這些小血管在耳廓深部沿著軟骨分布。

2.靜脈

耳廓靜脈皆起於耳廓的淺層，然後匯集成較大的靜脈，與同名動脈並行，耳後靜脈和顳淺靜脈注入頸外靜脈。

3.淋巴管

耳廓的淋巴管分別注入耳廓周圍的淋巴結，包括耳前、耳後和耳下淋巴結，再共同匯入頸上淋巴結。

㈣耳廓的神經分布

1.耳大神經

耳大神經來自第 2、3 頸神經，分布於耳前、後、下 2/3；枕小神經也來自第 2、3 頸神經，但分布於耳前、後、上 1/3。

2.耳顳神經

是三叉神經下頜支的分支，分布於耳屏、耳輪腳上部、耳輪升部及三角窩，分布於外耳道前 1/3。

3.迷走神經耳支

分布於耳甲腔、耳後肌及耳背中上部，也有分支到耳輪腳根部及三角窩、對耳輪及耳舟。

4.交感神經

來自頸交感神經節，多沿著耳血管分布。

五、耳穴保健法之作用與目的

耳穴保健法是指利用圓而質硬，表面光滑，適合耳穴面積

大小的藥籽、藥丸、磁珠，貼壓在耳穴上，藉由按壓刺激耳穴以達到保健的方法。耳廓與經絡有密切的聯繫，十二條經脈直接或間接地上達於耳，與耳相通。《皇帝內經》中《靈樞‧口問》記載：「耳者宗脈之所聚也」。當身體發生不適或病變時，都通過經絡反映到耳廓相關穴上，據此可協助診斷；又藉由對這些相關耳穴的刺激，使通往病灶經絡的氣血暢通，以推動、驅散病灶中鬱滯的氣血，使身體的陰陽恢復平衡，達到預防和治療疾病的目的。根據生物全息律原理，耳穴不但可以傳達和反映身體各部位的健康訊息，而且還可將各種刺激信號傳到相應部位，藉由一系列的調節過程，使身體生理達到平衡，以達保健與治療的目的。

總之，耳穴刺激之所以能起到解毒、抗炎、鎮痛和增強免疫力等多種效應，是與人體各部位、各系統的有機聯繫分不開的，這種聯繫是多層次、多途徑的。通過這些聯繫而產生的效應，是人體綜合機能在耳穴的表現，而不是一種特殊的「物質」或特殊的「系統」作用的結果。

第三節　耳穴保健法之用具與準備用物

一般而言，耳穴保健法常見之用具有王不留行藥籽、磁珠、無菌毫針、約0.3公分大小之無菌耳針、電針儀以及三稜針等，若王不留行藥籽取得不易時，可用油菜籽切成如綠豆或米粒的適當大小。至於在準備用物部分，以常見之耳穴貼壓法

來說，則須備有：（見圖 6-3）

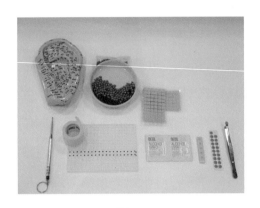

圖 6-3

1. 消毒用酒精棉片。

2. 藥籽或磁珠。

3. 耳穴探查棒。

4. 耳針夾。

5. 透氣膠布。

第四節　耳穴保健法之種類

耳穴保健法依其形式之不同，可分成耳穴觸診法、耳穴找穴法、耳穴貼壓法。在此將一一介紹，並針對常見之耳穴貼壓法進一步說明。

一、耳穴觸診法

耳穴觸診法是用手指觸摸、捫按耳穴，在耳穴上觀察並尋

找耳穴陽性反應、壓痛點、敏感點，再根據這些陽性反應或壓痛點的部位、性質進行診斷，又可分為耳穴壓痛法和耳穴捫診法。

㈠耳穴壓痛法

耳穴壓痛法是用一定的工具，例如壓力棒、探棒、原子筆蓋、毫針柄等，在耳廓上尋找壓痛點，再根據壓痛點的部位和程度進行分析，是一種耳穴診斷的方法。執行此法時，各穴點施加壓力要均勻一致，按壓時間也要一致，並應全耳廓逐一進行耳穴按壓，以免遺漏穴點。將耳穴壓痛點所提供的資料作為參考依據，再進一步收集有關的資料與訊息，以求正確之判斷。根據敏感耳穴的屬性和功能，再運用臟象學說、經絡學說和現代醫學理論進行分析，結合病史、體症和症狀做出診斷。例如：胰膽點出現壓痛敏感時，可能是膽相關疾病，例如膽囊炎、膽結石；若十二指腸、交感、皮質下區等出現壓痛敏感，可能是患有消化性潰瘍；若肺區出現壓痛敏感，可能是肺部的不適或皮膚病。

㈡耳穴捫診法

耳穴捫診法是用拇指（或其他手指）的指腹在耳穴上，由輕到重來回觸摸、捫按耳穴，謹慎感覺、觀察和判別耳穴點有無不同於周圍皮膚或其他耳廓部位，例如隆起、結節、條索狀、沙粒物、軟骨變硬等陽性反應，再根據這些陽性反應的屬性和部位診斷。耳穴捫診法常與耳廓視診、耳穴壓痛法配合應

用。操作此法時須細心用指腹反覆捫摸，仔細觀察有無陽性反應，以免遺漏任何細微的發現。

二、耳穴找穴法

耳穴找穴法是利用電子耳針探穴儀器在耳廓上尋找低電阻點（良導點、敏感點），將耳穴點低電阻點歸納起來，再根據耳針理論加以分析後診斷，此方法又稱為耳穴電探測法。由於身體組織液內含有水、蛋白質、鹽等電解質，而人體本身便是一個電解質導體，其電阻、電容、電感會串聯形成一個等效電路。當人體某部位患病時，其相應耳穴的電阻會明顯減小，藉此可協助診斷疾病。但因受人體、環境、季節等因素變化和測試儀質量高低的影響，所測得耳穴電位數值往往有很大的差別。所以，測得參數只能作為定性的相對分析，而不能作為定量的確切證據。使用耳穴探測儀進行找穴前，要調整儀器靈敏度，以免出現假陽性現象。此外，探測時的壓力以不出現凹陷為宜，不要太重，也不能太輕，壓力要均勻一致，探測各穴位停留的時間也要一致，避免人為的誤差。

三、耳穴貼壓法

耳穴貼壓法常以 0.5 公分見方的透氣膠布，中間放置「王不留行藥籽」一粒，貼於穴位點上，再施以壓力直至有痠、麻、熱或脹的感覺，如此重複施以數次，即為完成該法。其取穴原則如下：

㈠根據病變部位取穴

選取對應病變部位的耳穴點，是取穴的重要原則。例如取額點治療前額頭痛，取眼點治療各種眼疾，取大腸點治療各種大腸疾病。除了選取穴位點外，各臟腑在耳廓有其對應區。例如胃區中近耳輪腳處代表胃小彎，近十二指腸處代表幽門部，因此，胃小彎部的潰瘍應取與胃小彎對應處，胃幽門部潰瘍應取與幽門部對應處。例如腹區中近對耳輪分叉處代表下腹部，近胸區代表上腹部，中間部分代表中腹部，因此，下腹部疼痛應取與下腹部對應處，上腹部疼痛取與上腹部對應處，中腹部疼痛取與中腹部對應處。

㈡根據現代醫學理論取穴

依據現代生理、病理、病因學說選取耳穴點，是耳穴貼壓法的另一重要取穴原則。例如交感神經系統有緩解內臟平滑肌痙攣、調節血管以及抑制腺體分泌的作用，因此，交感點為治療內臟疼痛、支氣管哮喘、雷諾氏病、多汗症的主穴。例如大腦皮質有調節神經、消化以及心血管系統的作用，因此，皮質下區廣泛地用於治療因這些系統功能障礙所致的症狀。例如內分泌點和腎上腺點常一起使用，以治療炎性及過敏性的病症。另外，由於枕點和顳點分別對應視覺和聽覺中樞，因此，兩穴區常分別用於治療視力和聽力障礙。

㈢根據臨床經驗取穴

長期的應用耳穴貼壓法中，積累了豐富的實證經驗，若能

正確地運用，將會獲得很好的保健成效。例如在耳尖放血有清熱、降壓、鎮靜、抗過敏、醒腦、明目等作用，因此，耳尖常用於治療發熱、高血壓、失眠、過敏性疾病、頭痛、健忘、視物昏花等。耳中穴有疏風活血功能，用於治療蕁麻疹、皮膚搔癢症。耳神門有鎮靜和止痛功能，用於治療神志疾病及痛症。

㈣尋找陽性反應點

在選取的穴點區域內尋找陽性反應點，即是仔細觀察並確認耳廓表皮、皮內和皮下出現的各種陽性反應物，例如皮膚是否變色，耳廓有無結節、條索狀、隆起、凹陷、皺摺、血管變化等，亦可以用探針、毫針柄等按壓，找壓痛的反應點。也可以採用耳廓皮膚電阻的測定方法，以尋找低電阻點。這些被尋得的陽性反應點，就是可以貼壓的部位。

第五節　耳穴保健法之操作方法

首先，要選取穴位，並依常規消毒。然後，左手固定耳廓，右手持探棒按壓選取的穴位，並留下壓痕，再將黏有貼壓物的膠布貼敷在壓痕上，並按壓數秒鐘，至出現發熱、痠、熱或脹等感覺。以貼壓患側穴位為主，貼壓順序自上而下，由前往後。一般 3～5 天進行 1 次的耳穴貼壓，7～10 次為一個療程，休息 5～7 天，再進行下一個療程。貼壓期間需每天至少按壓 2～3 次，每次 3～5 分鐘，至耳廓有痠、脹、熱或脹感。對某些慢性病或發作性疾病，為持續有刺激作用，可採用耳穴

埋針方法。埋針時間約為 1～2 天，穴位的消毒與每日的清潔應特別謹慎，以避免感染。

第六節　耳穴保健法之注意事項

一、注意事項

㈠耳穴保健法的正常反應

由於年齡、性別、體質等的差異，耳穴貼壓後會出現的反應也不同，常見的反應有局部痠、麻、脹、痛、熱或放射傳導等。有些人甚至會出現患部肌肉不自主運動、舒適感，也有人會感到精力充沛、食慾增加、睡眠改善等。

㈡耳穴保健法之異常現象

由於個人的精神緊張、空腹、久病體虛、勞累過度，或是操作者取穴不準、手法不當，會出現不同程度的暈針現象。耳穴貼壓法中較多見的是輕度和中度暈針，重度暈針則罕見。暈針可能發生在貼壓過程中，也可發生在貼壓一段時間後，輕者使其平躺，喝熱水或糖水，消除緊張情緒，待恢復後可以繼續貼壓。中度者先取下貼壓物，使其頭低腳高的平躺，解開衣領及褲帶，但冬天須注意保暖，可針刺皮質下和腎上腺，必要時應配合其他急救措施。

㈢耳穴保健法之取穴要少

每次宜取 3～5 個穴位，以避免因穴位過多而易引發暈針，或是耳廓嚴重不適而影響其預防保健效果。一般選取同側

耳穴來進行貼壓，少數會取對側或雙側，除非有特殊治療。

二、適應症

耳穴保健法可適用於疼痛、炎症、功能紊亂、過敏、內分泌代謝性與慢性病症現象等，例如扭傷、挫傷、脫臼、落枕、頭痛、偏頭痛、麻醉後的腰痛與頭痛、急性結膜炎、咽喉炎、三叉神經痛、胃炎、闌尾炎、盆腔炎、副睪炎、風濕性關節炎、眩暈、心律不整、高血壓、腸功能紊亂、月經不調、神經衰弱、歇斯底里症、過敏性鼻炎、過敏性結腸炎、蕁麻疹、亞急性甲狀腺炎、糖尿病、腰腿痛、肩周炎、腹脹、消化不良等。耳穴貼壓法較安全、有效，易於被接受，對於兒童、老年、體弱、怕針者以及藥物過敏者尤為適宜。

三、禁忌症

若有以下情形時，則應避免採用耳穴保健法：

*1.*耳廓感染：輕者貼壓部位會有癢、痛、紅色丘疹，重者會出現耳廓紅腫、局部皮膚潰爛，更嚴重可致軟骨壞死、萎縮。由於耳廓血液循環相對差，一旦感染，尤其波及軟骨後則較難治，因此，避免感染極為重要。耳穴貼壓導致感染的主要原因是皮膚對膠布產生過敏，若對膠布過敏者，可採用透氣的抗過敏膠布，若效果不彰，仍出現感染，最好改用其他耳穴保健法，例如耳穴放血法、耳穴按摩法。

*2.*耳廓有凍瘡、發炎，不宜貼壓。

*3.*嚴重心臟病，禁止貼壓。

4.孕婦貼壓耳穴時手法宜輕，禁止使用可能誘發子宮收縮的穴位、部位，例如「三角窩」，對有習慣性流產史的孕婦則禁止貼壓。

5.老弱及體虛者切莫過於刺激。

6.過勞、飢餓、精神緊張的情況下，不要立即貼壓耳穴，以免發生暈針。

7.高度貧血忌用。

四、耳穴保健法護理

1.每次執行耳穴按壓之前，請記得將雙手以肥皂清洗乾淨後再開始。

2.應避免膠布和貼壓部位潮濕，以免黏貼張力降低而易脫落。

3.按壓耳穴時，切勿用力揉搓，以免損傷耳廓。

4.貼壓時間夏季宜短，以 3 天為宜，冬季則可延長至 5 天，但都必須注意觀察耳部。

5.如果雙耳廓同時貼壓耳豆會影響睡眠，可以改用兩耳廓輪流貼壓。

6.當耳廓感染時，可以使用優碘塗擦，一般 1～3 天後炎症可被控制。

7.如果不慎引發耳廓軟骨膜炎，應盡速求醫治療。

第七節　耳穴保健法之日常保健之應用

一、感冒

　　1.主穴：肺、腎上腺、神門、內鼻。

　　2.配穴：發熱加耳尖放血，全身痠痛無力加腎、皮質下，喉痛聲啞加咽喉，咳嗽加氣管，腹瀉加脾，食慾不佳加胰膽、胃。

二、暈車

　　1.主穴：腎、胃、神門、內耳。

　　2.配穴：外耳、口。

三、嘔吐

　　1.主穴：交感、肝、胃、神門、賁門。

　　2.配穴：脾、腎上腺。

四、失眠

　　1.主穴：神門、心、皮質下。

　　2.配穴：肝、脾。

五、戒煙

　　1.主穴：神門、胃、肺、腎上腺。

　　2.配穴：腎、口、心、內分泌。

六、頭痛

　　1.主穴：神門、皮質下、交感。

　　2.配穴：肝、胃、腎、腦幹、心、脾、肺。

七、腹瀉

　　*1.*主穴：大腸、直腸、胃、神門、內分泌。

　　*2.*配穴：三焦。

八、便秘

　　*1.*主穴：便秘點、大腸、直腸、心。

　　*2.*配穴：肝、胃、三焦。

九、肥胖

　　*1.*主穴：交感、口、胃、飢點、內分泌。

　　*2.*配穴：神門、肝、脾、食道、渴點。

十、視力保健

　　*1.*主穴：肝、腎、脾、神門、眼。

　　*2.*配穴：皮質下、新眼、目1、目2。

十一、牙痛

　　*1.*主穴：頜、口、牙、三焦、神門、皮質下。

　　*2.*配穴：腎上腺、胃、脾、屏尖、交感。

十二、痛經

　　*1.*主穴：內生殖器、腎、交感、內分泌。

　　*2.*配穴：神門、肝。

十三、更年期綜合症

　　*1.*主穴：腎、內生殖器、內分泌。

　　*2.*配穴：神門、肝、心、皮質下；潮熱情形嚴重時，
可輔以耳尖放血。

第七章　推拿按摩法

　　推拿按摩法發展到今天已有數千年的歷史了，古代稱推拿為按摩、按蹻，是中國起源很早的一種體表治病、防病的養生術。在不斷的經驗累積中，發展成一套推拿按摩的方法，也漸漸成為一門醫術。本章節將對推拿按摩之緣由、發展、原理、機轉、用具、操作方法、適應症以及禁忌症等一一介紹，讀者可以與學習光碟一同使用，對您健康的收穫會更多。

第一節　推拿按摩法之起源與發展

一、推拿按摩法之緣由

　　中醫的推拿按摩有著悠久的歷史，考據發現三千年前的甲骨文上，有巫師曾用推拿為人們治癒疾病的記載。日常生活中，人們因一時的疏忽而發生病痛，就常會不自覺地用手去撫摸病痛的部位，使症狀緩解，甚至解除。早在醫書《黃帝內經》中，便有關於推拿按摩法的記述。根據《漢書・藝文志》中的記載，同一時期還有《黃帝伯歧按摩經》十卷，可惜此書已經失傳了，但是此一經驗卻在民間流傳下來，日後源源不絕的收入在醫籍當中。而現今廣泛應用的正骨術、正脊療法，也是在推拿按摩基礎上發展起來的療法。由於推拿按摩法經濟簡便，可以不需要醫療設備，也不受時間、地點、氣候等條件的

限制，隨時隨地都可以操作，所以使它成為深受廣大群眾喜愛的養生保健方法。推拿按摩法能增強人體的免疫能力，又可以消除局部症狀，加速恢復的功能，就如同《素問・異法方宜論》描述：「中央者，其地平以濕，天地所生萬物也眾。其民食雜而不勞，固其病多痿厥寒熱，其治宜導引按蹻，故導引按蹻者，亦從中出也。」這說明推拿按摩法適合物產富饒、飲食豐盛、非勞力生產地區的人應用，特別是有痿厥、寒熱等不算嚴重的疾病者所適用。這推拿按摩法也可能是起源於具有平坦的地勢、肥沃的土壤、豐富的中原產物。

二、推拿按摩法之發展

《素問・血氣形志論》描述：「形數驚恐，經絡不通，病生於不仁，治之以按摩醪藥。」這指出經絡氣血不通而致感覺麻木，可以應用推拿按摩法來治療。《素問・調經論》指出：「按摩勿釋，著針勿斥，移氣於不足，神氣及得複。」這說明推拿按摩已成為該時期醫療和養生的重要方法。晉代葛洪所著《抱朴子・內篇・遐覽》中，曾提到有《黃帝伯歧按摩經十卷》，並轉述導引的部分內容：「平旦以兩掌相摩令熱，熨眼三過，次又以指掩目四眥，令人目明。……又法摩手令熱以摩面，從上至下，去邪氣令人面上有光彩。又法摩手令熱，雷摩身體，從上而下，名曰乾浴，令人勝風寒時氣、熱頭痛，百病皆除。」葛洪在《肘後備急方》中，更記載了心臟胸外按摩術和正骨術等。

隋代《諸病源候論》每卷的末了，都附記關於推拿按摩法的「養生與導引法」。到了唐朝，施行推拿按摩法時，會在身體表面塗上由中藥製成的膏製品，於是這種既可防止表皮破損、又可使藥物和手法作用相得益彰的方法有進一步的發展。膏製品的種類很多，有莽草膏、丹參膏、烏頭膏、野葛膏、陳元膏、木防己膏等，可以根據不同病情選擇應用，而且還用以防治小兒疾病，例如《千金要方》指出：「小兒雖無病，早起常以膏摩囟上及手足心，甚避寒風。」隨唐時期推拿按摩雖尚未專科，但《隨書‧百官志》、《舊唐書‧百官志》與《新唐書‧百官志》皆有記載按摩博士、按摩師等職務名稱，可見當時推拿按摩的盛行。著名醫學家孫思邈十分推崇推拿按摩法，在《備急千金要方‧養性》中提及：「按摩日三遍，一月後百病並除，行及奔馬，此是養生之法。」這對後世影響甚大。

　　到了宋朝時期，推拿按摩法運用的範圍更加廣泛，例如醫師龐安時運用推拿按摩法催產：「民家婦孕將產，七日而子不下，百術無所效……今其家人以湯溫其腰腹，自為上下按摩，孕者覺胃腸微痛，呻吟間生一男子。」在陳直的《養老奉親書》中，提出老年人經常擦湧泉穴，可使晚年步履輕盈，精神飽滿。明朝時期將推拿按摩設為十三個專科之一，使推拿按摩法又有了更專業的發展。當時周于蕃著有《小兒推拿秘訣》，龔雲林著有《推拿活嬰秘旨》，而《普濟方》中有「下頦骨脫落」十二種手法的記載。清代推拿按摩法的各式手法，更廣泛

應用於疾病的治療，相關著作有十三種之多，主要有《小兒推拿廣義》、《厘正按摩要述》、《保赤推拿法》、《醫宗金鑒·正骨心法要旨》等。

第二節　推拿按摩法之理論

一、推拿按摩法之原理

《黃帝內經》關於推拿按摩的記載，包括有〈素問〉中九篇，〈靈樞〉中五篇。推拿按摩法是依據中醫的理論，和現代醫學的驗證，分別運用不同手法，在人體的部位或穴位上連續動作，也對身體經絡以柔軟力施術，藉由各種手法來刺激人體的皮膚、肌肉、關節、神經、血管以及淋巴等，以促進局部血液循環以及整體的新陳代謝。進而人體內會產生一系列的相對反應，包括改善身體肌肉的營養代謝，調整肌肉彈性，擴張皮膚表淺血管，改善皮膚的營養狀態，緩解肌肉的痙攣和疼痛，使整體血氣運行，疏活經絡，調整臟腑，進而達到預防與治療疾病的目的。

二、推拿按摩法之機轉

推拿按摩法之機轉就在於運用推拿按摩的手法，刺激人體的經絡俞穴或局部痛點。根據中醫經絡學說，經絡有運行人體氣血，溝通五臟六腑，聯繫各器官組織等作用，這得以協調人體各系統的活動，使身體達到陰陽平衡的最佳狀態。在經絡上有特定的小區域點，稱為俞穴，俗稱穴位，在適當的俞穴上推

拿按摩，可以達到特定的治療與預防疾病效果。推拿按摩法即是遵循人體解剖、經絡俞穴學說等知識基礎、臨床經驗，科學實證，從而有疏通經絡、運行氣血以及協調臟腑的成效，以達到祛病、預防保健的目的。推拿按摩法適用於舒筋通絡、活血散瘀、消腫止痛，所以常被應用於傷科疾病、正骨需求以及各種痛證。

三、推拿按摩法之作用與目的

㈠疏通經絡

《素問‧血氣形志篇》記載：「經絡不通，病生於不仁，治之以按摩。」《厘正按摩要術‧五官針灸篇》記載：「不通則痛，通則不痛。」《小兒推拿秘訣》記載：「按之則熱氣至，熱氣至則痛止矣。」這說明推拿按摩法能疏通經絡，進而緩解疼痛的作用。舉例說明，按揉足三里穴、推脾經可以增加消化液的分泌功能，從現代醫學角度來解釋，推拿按摩法主要可以刺激末梢神經、促進血液與淋巴的循環、增加組織新陳代謝的過程等。

㈡調和氣血

明代養生家羅洪在《萬壽仙書》中說：「按摩法能疏通毛竅，能運旋榮衛」。其中的運旋榮衛，就是調和氣血的意思。因為推拿按摩法就是以適當的力，循著經絡、按摩穴位、推拿肢體，藉由傳導來調節全身，以達到調和營衛氣血、增強身體健康狀態。現代醫學認為透過推拿按摩法的機械刺激，能轉化

為熱能的綜合作用，以提高局部組織的溫度，促使毛細血管的擴張，改善血液和淋巴的循環，進而減低血液黏稠性，且降低周圍血管阻力，減輕心臟負擔，所以可用來保健預防與治療。

㈢提高身體免疫能力

推拿按摩法具有抗炎、退熱、提高免疫力的作用。例如小兒腹瀉與咳嗽，經由推拿按摩法可以緩解症狀。由於推拿按摩法能夠疏通經絡、調和氣血，進而調節身體的陰陽平衡，使身體的免疫能力提高。所以，推拿按摩後可以感覺到肌肉放鬆、關節靈活、精神振奮、疲勞消除，有益於身體健康。

第三節　推拿按摩法之用具介紹

一、推拿按摩法之器具

1.推拿按摩床

按摩床尺寸為 1.9 公尺×0.6 公尺×0.7 公尺，高低、寬度可以依施術者與受術者調整。床面有一層海綿墊，以保持床面適度的軟度。按摩床頭部位置上，挖有一個橢圓形孔，使受術者接受推拿按摩時，臉部易於放置，呼吸順暢。按摩床須放置在平穩的地方。

2.推拿按摩枕

主要是受術者枕用，使頭部放鬆。按摩枕內填充物可以自選，按摩枕外皮採用皮製品、布料等均可。如需使用按摩床上橢圓形孔，則按摩枕可以不用。

3.兩輪推拿按摩棒

兩輪按摩棒主要是舒筋活血用，尤其應用在身體的背部，順沿經絡走向按推，有利於血液循環，調整經絡系統，以使背部肌肉放鬆。操作時應盡量維持在經絡方向上，兩前臂下壓，兩手施力向前推，反覆多次。

4.磁療按摩器及電動按摩器

按摩器有益於疏通經絡，調和氣血，促進臟腑功能，可以在經絡方向進行點、按、壓、揉等。例如放鬆頭部，可以在百會穴、風池穴、天柱穴、肩井穴等進行點、按、壓、揉等。例如放鬆腿部，可以在梁丘穴、委中穴、足三里穴、陽陵泉穴、承山穴等進行點、按、壓、揉等。

5.反射保健儀

反射保健儀有多項功能，例如脈衝儀、遠紅外線儀、熱磁紅外線、微電腦穴位保健儀等，可解除身體疲勞與不適症狀。其使用方法如下：

　　　(1)首先選擇適當的體位與穴位，並注意保暖。

　　　(2)開機前須注意開關按鈕是否在「off」處。

　　　(3)調節適宜的頻率，以受術者感到舒適的程度為宜。

　　　(4)調節頻率與強度時，宜由弱開始，再逐漸增強，結束前幾分鐘再由強轉至弱，使人體能適應共振波的改變，並可預防暈針現象。

二、推拿按摩法之介質

在運用推拿按摩法的過程中，常用到一些介質作為潤滑或加強手法作用，以提高效能，達到潤滑及保護的功用。常見的介質有：

　　1.薄荷油：有清涼解表、清利頭目的作用。

　　2.滑石粉：有滑潤皮膚，減少皮膚擦傷，並有吸汗的作用。

　　3.推拿按摩膏：用來加強推拿按摩的作用，例如香茅膏。

　　4.紅花油：可活血化瘀，疏經活絡。

第四節　推拿按摩法之操作方法

推拿按摩法的手法相當多樣性，本節中分別介紹「按」、「摩」、「推」、「拿」、「揉」、「搓」、「點」、「撥」、「理」、「抖」、「顫」、「拍」、「擊」、「叩」及「捏」等較常見之手法。

一、按法

按法是以手指、手掌的不同部位或肘尖，置於穴位或局部區域，逐漸用力加壓的手法。此法要領是手指、手掌、肘尖垂直按下，固定不移，由輕到重，穩而持續，切勿使用暴力。按法的作用為疏鬆肌筋、溫中散寒、理筋、調和氣血。按法又可細分成指按法、掌按法與肘按法。

*1.*指按法

指按法是以拇指、食指、中指、無名指的指腹，按下體表的施術部位。如指力不足，可以兩手指互相重疊按下。若以指端按下，則稱為指端按法。若食指屈曲以指背按下，則稱為屈指按法。

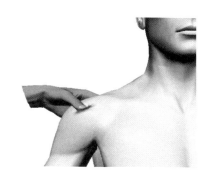

指按法

*2.*掌按法

掌按法是屈曲腕背，以手全掌或魚際部位施力於施術部位。按下後需要稍停留片刻，再重複執行，按力應平穩且有節奏。按時可以使用雙掌重疊，身體前傾，以借力使力。

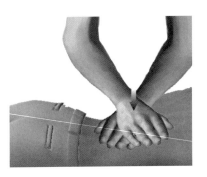

掌按法

3.肘按法

肘按法是以肘尖施力於施術部位,進行按的手法。

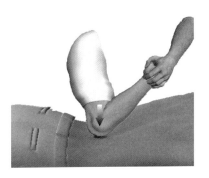

肘按法

二、摩法

摩法是以手指或手掌貼附於體表施術部位,有節律的進行直線或環行摩動的手法,此法要領是摩動時壓力須均勻、一致,而動作是輕柔的。指摩的速度宜快,每分鐘約 120 次;掌

摩的力道稍重、速度宜緩，每分鐘約 100 次。摩法可以採順時針或逆時針方向摩動，但多以順時針方向為主。順摩法為補的手法，逆摩法為瀉的手法，急摩法為瀉的手法，緩摩法為補的手法。摩法的作用為寬胸理氣、健脾和胃、疏散風寒、活血散瘀。摩法又可分成指摩法與掌摩法。

　　1.指摩法

　　指摩法是將手指併攏，指掌部自然伸直，腕關節微屈曲，以食指、中指、無名指及小指的中節和末節指腹，貼附在施術部位的皮膚上，做直線或環旋的摩動，此法適用全身各部位。

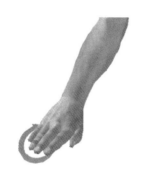

指摩法

　　2.掌摩法

　　掌摩法是讓手掌自然伸直，腕關節放鬆，貼附在施術部位的皮膚上，以掌心和掌根為著力點，以腕和前臂來帶動，做持續、連貫、有節奏的環轉摩動，此法適用於腰背部、胸腹部、臍周圍等。

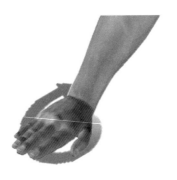

掌摩法

三、推法

推法是用手指、手掌或手肘部施力於受術部位，採單向的直線或弧形移動。此法的作用為調和脾胃、開胸利膈、消食導滯、理氣活血、疏通經絡、消瘀散結、解痙止痛、調經鎮痛、清理頭目等。推法又可分為平推法、直推法、分推法、合推法等。

㈠平推法

平推法是推法中施力較重的一種手法，平推法的要領為手需要緊貼於體表，以直線推動皮下組織，由於此法較為用力，所以施力宜均勻、平穩，推進的速度宜緩慢，操作手法有：

*1.*拇指平推法

以手拇指的指腹施力於施術部位，順沿經絡循行或肌肉纖維走向緩慢推進，可以於穴位處加上緩和的按揉法。

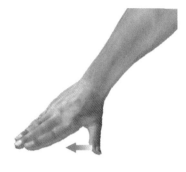

拇指平推法

2.掌平推法

以全掌施力於施術部位，以掌根為重點，緩慢直線推進，可以重疊雙手以增加力道。

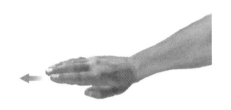

掌平推法

3.拳平推法

手握拳，以食指、中指、無名指及小指的指關節施力，順沿肌肉纖維走向緩慢推動。

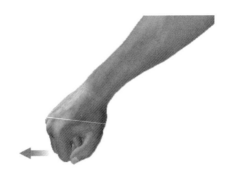

拳平推法

4.肘平推法

屈肘，以肘鷹嘴突施力於施術部位，順沿肌肉纖維走向緩慢推動，是平推法中刺激最強的手法。

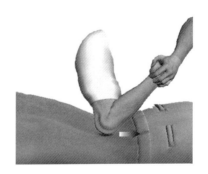

肘平推法

(二)**直推法**

直推法是手指、手掌或魚際部位緊貼施術部位皮膚，並維持與皮膚垂直的力度，執行單向直線推進，推進的速度和力度

要均勻、持續，操作手法有：

　　*1.*拇指直推法

　　以手拇指的指腹施力在受術部位，順沿經絡或肌肉纖維單方向推動，常用於推拿按摩法起始和結束的手法。

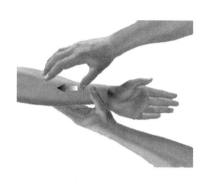

拇指直推法

　　*2.*全掌直推法

　　以全手掌施力在施術部位，五指微微分開，腕關節挺直，順沿經絡或肌肉纖維單向推動。

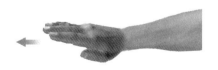

全掌直推法

　　*3.*掌根直推法

　　手背適度屈曲，五指伸直，以掌根施力在施術部位，順沿

經絡或肌肉纖維單向推動。

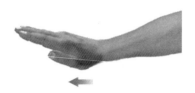

掌根直推法

4.魚際直推法

五指併攏，手腕伸直，以大魚際或小魚際為重點，順沿經絡或肌肉纖維單向推動。

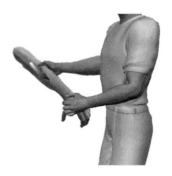

魚際直推法

5.肘直推法

屈曲肘關節，以肘尖施力在施術部位，順沿經絡或肌肉纖維單向推動，此法是直推法中刺激性最強的手法。

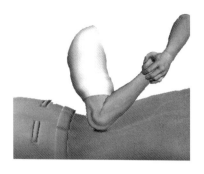

肘直推法

㈢分推法

分推法的要領為雙手放在施術部位，以直線移動或順沿體表做弧形，向兩側相反方向分開推動，兩手須協調並用力均勻、動作柔和，操作手法有：

1. 指分推法

指分推法是將雙手拇指或多指放在施術部位，由內往外向兩側相反方向分開推動，此法適用於全身各部位。

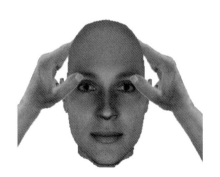

指分推法

2.掌分推法

掌分推法是將雙手掌部放於施術部位，由內往外向兩側相反方向分開推動，此法適用於全身各部位。

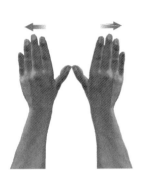

掌分推法

㈣**合推法**

合推法的要領為兩手合攏，以兩手指或兩手掌均勻用力，從兩個不同位置向向中間點靠攏推進。其操作手法與分推法相同，只是方向相反，此法多用於頭部、胸腹部。

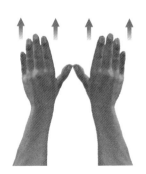

合推法

四、拿法

拿法對身體的刺激較強烈，是以手指在施術部位，持續而有節律的進行拿的動作。拿法的要領是拇指與餘指對應施力，用力由輕到重，再由重到輕，此法的作用是通經活絡、散寒祛邪、理氣活血、調節胃腸、緩解痙攣、止痛開竅、消除疲勞、促進新陳代謝。此法又可分成為兩指拿法、三指拿法、五指拿法。

1. 兩指拿法

兩指拿法是以拇指與食指相對用力在施術部位，並持續而有節律的拿提，此法常用於頭頸、肩及四肢。

2. 三指拿法

三指拿法是以拇指與食指、中指相對用力在施術部位，並持續而有節律的拿提，此法用於頸項、肩背、腰及四肢。

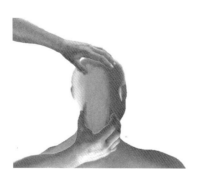

三指拿法

3.五指拿法

五指拿法是以拇指與其餘四指相對用力在施術部位，並持續而有節律的拿提。

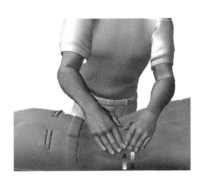

五指拿法

五、揉法

揉法是以手指或手掌定在施術部位，左右、前後輕柔緩和的內旋、外旋，轉動時會帶動皮下組織的手法。揉法的要領是用手指或手掌在施術部位皮膚用力，由輕柔和緩開始，再逐漸加重，最後再回到輕柔。揉時速度均勻，有節律，並以順時針方向為主，每分鐘 120～160 次。揉法與摩法有相似之處，但摩法施力較輕且不帶動肌膚，而揉法施力較重且帶動局部肌膚。揉法的作用有調和氣血、活血化瘀、溫經散寒、疏筋活絡、理氣鬆肌、消腫止痛。揉法又分成指揉法與掌揉法。

1.指揉法

指揉法是以指腹定在施術部位，輕柔緩和的旋轉揉動，並

帶動皮下組織，作用面積小而集中。因所使用的手指不同，又
分為拇指揉法、二指揉法與三指揉法。拇指揉法是以拇指旋轉
揉動，二指揉法則是以食指與中指旋轉揉動，三指揉法係以食
指、中指與無名指旋轉揉動。

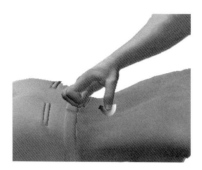

拇指揉法

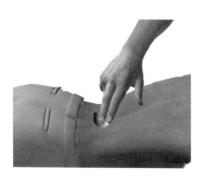

二指揉法

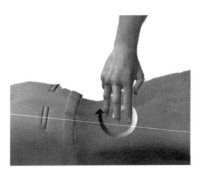

三指揉法

2.掌揉法

掌揉法是以魚際或掌根部位定在施術部位,以肘為支點,手腕放鬆,前臂旋轉揉動。因所使用手的部位不同,又分為魚際揉法、全掌揉法和掌根揉法。魚際揉法是以魚際在施術部位持續旋轉揉動,常用於頭、面、肩背部;全掌揉法是以全掌在施術部位持續旋轉揉動,常用於腹部;掌根揉法是以掌根在施術部位持續旋轉揉動,主要用於腰臀部。

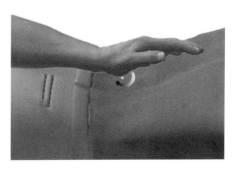

魚際揉法

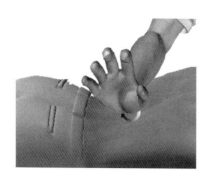

掌根揉法

六、搓法

　　搓法是兩手對揉的動作，以雙手夾住施術肢體，朝相反方向快速搓揉，並同時做上下方向的往返移動。搓法的要領為雙手用力均勻，但方向相反，搓揉動作雖快，但上下移動要慢。搓法是推拿按摩的輔助手法，常用於推拿按摩的結束，其作用有疏筋通絡、袪瘀散寒、調和氣血、疏肝理氣、解痙止痛等。搓法又可分成拇指搓法與掌搓法。

　　1. 拇指搓法

　　拇指搓法是以手拇指在施術部位對稱用力，交叉搓揉，若順經絡為補的手法，若逆經絡為瀉的手法。

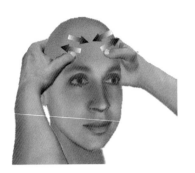

拇指搓法

2.掌搓法

掌搓法是以雙手分別合抱施術部位前後，一前一後的對稱用力搓揉。

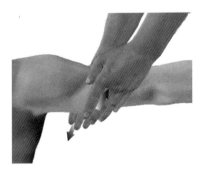

掌搓法

七、點法

點法是從按法衍生而來，以手指或肘關節在施術部位點按，操作省力，雖然施力點小，但是刺激強且深透。點法的要領是固定垂直用力，用力由輕到重，穩而持續。點法的作用為

通經活絡、消腫止痛、解除痙攣等。

　　*1.*拇指端點法

　　拇指端點法是以手握拳，拇指伸直並緊靠屈曲食指中節的外側緣，用拇指的指端向下點按。

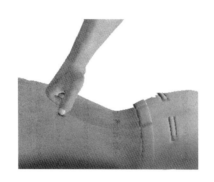

拇指端點法

　　*2.*屈拇指點法

　　屈拇指點法是以手握拳，拇指屈曲並抵住屈曲食指中節的外側緣，用拇指的指關節橈側部向下點按。

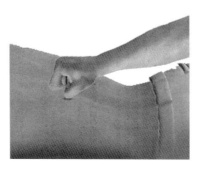

屈拇指點法

3.屈食指點法

屈食指點法是以手握拳，食指與其他手指相握，用屈曲食指的第一指關節向下點按，可以加用拇指末節內側緊壓食指，以增加力道。

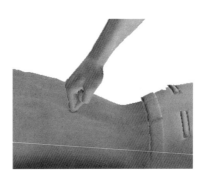

屈食指點法

4.肘尖點法

肘尖點法是屈曲肘關節，以肘尖向下點按。肘尖點法為強力點法，所以多用於肌肉豐厚部位和肥胖者。

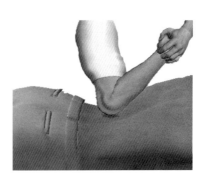

肘尖點法

八、撥法

撥法是以拇指伸直，其餘四指握拳，食指外側抵於拇指掌面，拇指順著骨骼縱軸撥動肌肉肌腱部位，此法為重手法。若拇指伸直，其餘四指分開固定於體表，拇指撥動肌肉肌腱部位，此法為輕手法。撥法的要領為撥時手要按住施術部位的筋或腱再撥動，手不能與皮膚產生摩擦，用力均勻和緩由輕到重。此法宜有豐富經驗的施術者操作，以免受傷。撥法的作用為通經活絡、行氣活血、疏理肌筋、解痙止痛、解除黏連等。

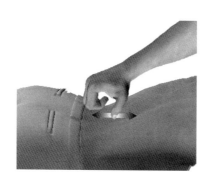

撥法

九、理法

理法是以雙手順沿著受術者肢體經絡循行部位，又稱為縷法或是握法。理法的要領為操作時動作須敏捷靈活，雙手均勻對稱的施力，速度宜快。理法的作用為理順筋脈、行氣活血、通絡止痛、疏風散寒。

中醫護理

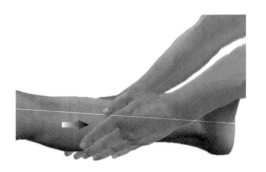

理法

十、抖法

抖法是以手握肢體遠端做搖轉導引,使整個肢體呈波浪起伏抖動。抖法的要領為體位要自然,肌肉須放鬆,抖動幅度要小、頻率要快,此法宜有豐富經驗者操作,以免受傷。抖法的作用有調和氣血、疏經通絡、順理筋脈、滑利關節、放鬆肌肉、消除疲勞等。抖法為推拿按摩四肢結束的手法,又可分為上肢抖動法、下肢抖動法、腰部抖動法。

1. 上肢抖動法

受術者坐位,施術者站其體側前方。以兩手拇、食、中指握住受術者上肢前臂遠端。無名指、小指及魚際部位握手腕部,掌心向下,向體外前方抬肩60度,然後做連續的上下方向的抖動。使抖動波傳達到肩部。再以一手握受術者同側手,讓手臂向體外前方抬肩60度,做左右方向的抖動,使抖動波傳達到肱二頭肌、肱三頭肌及肩部。

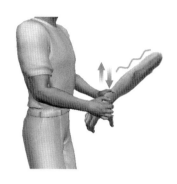

上肢抖動法

2.下肢抖動法

　　下肢抖動法可分為仰臥位及俯臥位的抖動。仰臥位抖動法為以兩手握雙踝部，抬離床面 30 釐米，做上下方向的連續抖動，使腿及腰部放鬆；或者受術者兩腿伸直，平放床上，術者雙手握兩足的前腳掌及足趾，做左右方向的旋轉抖動，以帶動股四頭肌向兩側抖動；或者受術者仰臥位，一側膝關節屈曲90度，足放於床上，術者以雙手扶定膝關節兩側，以左右方向推拉膝部來抖動大腿、小腿後群肌肉，兩側分別進行。俯臥位抖動下肢有兩種方法：即術者以一手握踝，屈膝關節 90 度，另一手掌貼附於大腿或小腿後面肌肉部位，做左、右方向的搖抖；另一法即受術者俯臥位，一側膝關節屈曲 90 度，術者一手掌置踝關節及小腿遠端的前側固定不動，另一手虎口對準足跟，以拇指及四指推動足跟向左右方向抖動，帶動小腿三頭肌向左右方向抖動，兩腿分別進行。

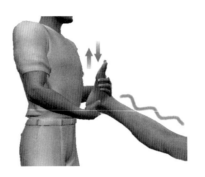

下肢抖動法

3.腰部抖動法

受術者採俯臥位,施術者兩手握雙踝,先進行拔伸牽引1分鐘左右,擺動兩下肢,待肌肉放鬆後,做突然的上下抖顫數次,以抖動腰部。

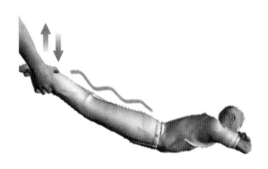

腰部抖動法

十一、顫法

顫法是以手指或手掌自然伸直平放在於施術部位,稍施壓

力並用腕部快速而細微的擺動，擺而滯即為顫。施顫法的要領為腕須自然而有節奏的顫擺，使施術部位產生顫動、溫熱、鬆弛、舒適的感覺。顫法的作用有理氣活血、鬆弛肌筋、除積導滯、消除鬱悶等。

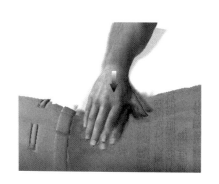

顫法

十二、拍法

拍法是手指自然併攏，掌指關節處微微屈曲，用手腕部擺動，帶動虛掌著力於施術部位，平穩而有節奏地反覆拍打。其手法要領為手法動作要平穩，操作時手部要同時接觸施術部位的皮膚，使拍拉聲音清脆，而無疼痛感。拍打時腕關節要放鬆，動作要協調，均勻用力，手法要靈活而有彈性，順序而有節奏的雙手交替進行，亦可單手操作。作用有調和氣血，營養經絡，發散邪氣，解痙止痛與消除疲勞。

1. 四指拍打法

四指拍打法是將食指、中指、無名指與小指併攏，拍打至

皮膚微紅為止。

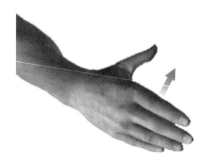

四指拍打法

2.指背拍打法

指背拍打法是將五指自然彎曲，用腕部屈伸帶動手指背拍打施術部位。

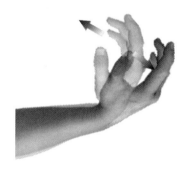

指背拍打法

3.虛掌拍打法

虛掌拍打法是將五指併攏呈杯狀，在體表拍打。

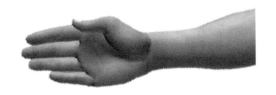

虛掌拍打法

4.五指撒拍法

五指撒拍法是將五指伸直分開，用小指外側前端，順沿肢體或肌筋的方向拍打。

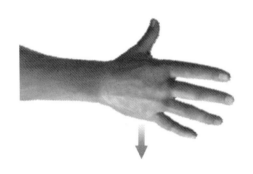

五指撒拍法

十三、擊法

擊法有叩擊、擊打的意思，可以用拳背、掌根、小魚際、指尖擊打體表穴位或部位。擊法的要領是快而短的用力，用力的強度應視部位、體質而定，速度均勻且有節奏。年老、體弱者、兒童等不宜採用此法，有精神病、心臟病者須慎用此法。

擊法的作用有疏通經絡、調和氣血、活血化瘀、安神醒腦、開胸順氣、解痙止痛、消除疲勞等。擊法又可分為拳擊法、側擊法、指尖擊法與棒擊法。

1. 拳擊法

拳擊法是在臂力帶動下，利用肘關節屈伸力量，以空拳平穩的施力在施術部位，有節奏的一起一落擊打，亦可以拳背施力在施術部位，用慣力緩慢而輕鬆的擊打。常用於肌肉豐滿的臀部及腹外側，拳擊 3～5 次即可，避免於腎區進行此法。

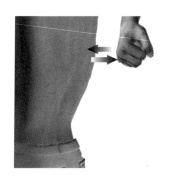

拳擊法

2. 側擊法

側擊法是手指自然伸直，腕關節伸直，用單側小魚際部位擊打施術部位。常用於項背部、腰臀及四肢，但施力強度應視肌肉豐滿程度、體質而定，動作須輕快而有節奏。

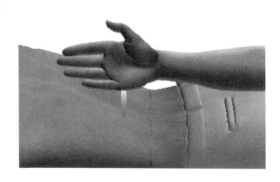

側擊法

3.指尖擊法

指尖擊法是手指微微彎曲，腕關節放鬆，以指端擊打施術部位。動作要輕巧、靈活，施力要均勻有節奏，用力強度乃依受術者體型胖瘦而定，此法常應用於百會穴。

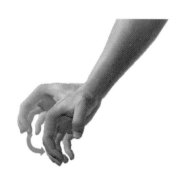

指尖擊法

4.棒擊法

棒擊法屬強刺激的手法，應特別留心控制擊打的力量及方

向。棒擊法是使用按摩棒、竹棒、磁療棒等工具平擊在施術部位，棒的方向應與擊打部位的肌肉纖維方向平行，用力由輕到重，但適可而止，擊打 3～5 次即可，在肺區或腎區必須慎用棒擊法。

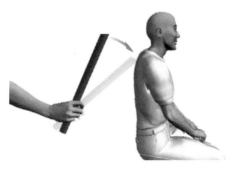

棒擊法

十四、叩法

　　叩法較擊法所施的力量為輕，是一種輔助手法。叩法是手握空拳，以腕部帶動手部，用空拳的小指與小魚際側叩擊施術部位，雙手交替。叩法的要領為持續且有彈性的輕快叩擊，用力須均勻而柔和，熟練後，叩擊時會發出有節奏的「啪、啪、啪」聲響。叩法的作用有通經活絡、舒鬆筋脈、營養肌膚、消除疲勞等。

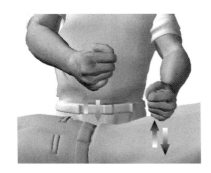

叩法

十五、捏法

　　捏法和拿法有某些類似之處，但是拿法要用手的全力，所以用力要重些，而捏法則著重在手指上，所以用力要輕些。捏法是用拇指與食指、中指，或拇指與食指、中指、無名指、小指相對捏擠皮膚。捏法的要領為持續且均勻有節律性的在體表皮膚上，一緊一鬆的捏壓，並循序而上或下。若以雙手在脊背部由下往上輕微的捏擠肌肉，又稱為「捏脊法」，俗稱「翻皮膚」，多應用於小兒消化不良。捏法的作用有舒筋通絡、行氣活血以加強肌腱活動、改善血液和淋巴循環，若是淺表皮膚肌肉的捏法，可以去風寒、化瘀血，若是深層肌肉的捏法，則可以減輕肌腱和關節囊內部及周圍因風寒濕而引起的肌肉和關節疼痛。捏法也常用於小兒，如食慾不振、消化不良、腹瀉、習慣性便秘。

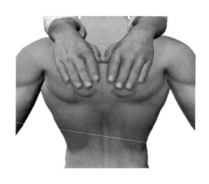

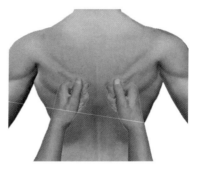

捏法

第五節　推拿按摩法之注意事項

一、注意事項

　　1.穿著輕便的衣服，並放鬆身體與心情接受推拿按摩。

　　2.按摩前要修整指甲、洗手，同時摘掉戒指、手鍊、手錶等有礙操作的物品。

　　3.採用舒適的體位姿勢，如果環境許可，盡量採取臥

位，如此舒適又便於操作。

4.預防著涼，可用大毛巾蓋好，並注意室溫。

5.施術部位宜先塗上少量油性介質，以保持皮膚滑潤，避免推拿按摩時的皮膚損傷。

6.按摩時間每次以20～30分鐘為宜。

7.在大怒、大喜、大恐、大悲等情緒激動的情況下，不要立即推拿按摩。

8.飢餓或飽食之後，不要急於推拿按摩，一般在飯後二小時左右較為適宜。

9.推拿按摩後應喝 350～500cc 左右的溫開水，以利身體毒素的排除。

10.取穴應準確，用力應恰當，循序漸進。推拿按摩法的次數要由少到多，推拿按摩法的力量要由輕逐漸加重，推拿按摩法所選用的穴位可逐漸增加。

11.無論用推拿按摩法來保健或治療慢性病，並非立竿見影，須持之以恆，才能顯出效果，所以要有信心、耐心和恆心。

二、禁忌症

1.孕婦的腰骶部、臀部和腹部。

2.年老體弱、久病體虛。

3.過飢過飽、酒醉後。

4.各種出血病，如血小板減少性紫瘢、過敏性紫瘢、

便血、尿血、外傷出血等。

5.皮膚創傷，如大面積的燙傷與局部潰瘍性皮炎。

6.外傷初期，如骨折早期、截肢初期。

7.感染性疾病，如骨髓炎、化膿性關節炎等。

8.急性傳染病，如肝炎、肺結核、腦膜炎等

9.急性炎症，如急性化膿性扁桃體炎、肺炎、急性闌尾炎、蜂窩組織炎等。

10.嚴重疾病者，如嚴重心臟病、肝臟病、腎臟病、肺病。

11.惡性腫瘤、惡性貧血。

三、推拿按摩法之護理

推拿按摩法應用於保健，最好早晚各一次，如清晨起床前和臨睡前，每次以 20 分鐘為宜。為了加強效果，防止皮膚破損，在施術時可以選用適當的介質當作潤滑劑，如按摩乳、滑石粉、香油等。若局部皮膚有破損、潰瘍、腫瘤、出血等，禁止在該處推拿按摩。自我推拿按摩時，可以只穿著輕便的背心短褲，操作時手法盡量直接接觸皮膚。推拿按摩後有出汗現象時，應立即擦拭並注意避風，以免感冒。此外，應注意推拿按摩手法的正確性，不當的推拿按摩對人體不但無益而且有害，輕者會造成身體局部的損傷，如皮膚破潰；重者可能造成骨折、脫位等後果。而用力程度不是推拿按摩是否有成效的指標，很多人誤以為越用力，則推拿按摩效果越好，殊不知推拿

按摩講究的是「剛勁、柔和、持久、滲透」，所以一味用力是不恰當的。

第六節　推拿按摩法之日常保健之應用

介紹常見幾個症狀，可以應用推拿按摩法，例如感冒、咳嗽、肩頸痠痛、腰痛、嘔吐、眩暈、痛經、頭痛、失眠、腹瀉、便秘、視力保健、落枕以及自我保健等。

一、感冒

1.按摩面部法：兩手掌快速相互搓熱，然後用發熱的一隻手掌面按在前額上，另一隻手掌面疊放在此手掌背上，兩手掌同時做環形的面部按摩。順序如下：從前額開始經左側面部向下按摩，經下頷部向上至右側面部，再按摩至前額，重複按摩 30 次，再朝相反方向按摩 30 次，可使面部發紅潮熱、氣血暢通，祛風散寒。每日早晨 1 次，晚上可以再加做 1 次。

2.預防感冒的自我按摩

(1)擦鼻樑：用兩手食指擦鼻樑的兩側，直至有熱感為止。

(2)按迎香：用兩手食指尖揉按迎香穴（此穴在鼻唇溝的上段與鼻翼最凸處的中間）。

(3)搓風池：用兩手掌心摩風池穴（此穴在後頸項肌兩旁、頭髮邊上的凹窩中）。

(4)摩胸部：將右掌心放在左胸部上，做環形摩數

次。然後換成左掌心摩右胸。

二、咳嗽

*1.*按揉膻中穴：此穴在胸骨下正中線上，兩乳頭間的中點處。用食指或中指的指腹按揉膻中穴 3～5 分鐘，可以調氣降逆、清肺化痰、寬胸利膈。

*2.*按揉天突穴。此穴在胸骨上端凹窩中，即喉結下二寸。用食指或中指的指腹慢慢地按揉天突穴 1～2 分鐘，可以宣肺化痰、利咽開音。

*3.*按揉豐隆穴。此穴在小腿前外側，外膝眼與外側踝尖連線的中點處，可以和胃氣、化痰濕。

*4.*點按少商穴。此穴在拇指內側，距指甲角一分許處。用拇指的指端點按少商穴 1～2 分鐘，可以通經氣、甦厥逆、清肺逆、利咽喉。

*5.*按揉魚際穴。此穴在手第一掌骨內緣中部，赤白肉際之處。用拇指的指腹按揉魚際穴 1～2 分鐘，可以散風化痰、清肺利咽。

*6.*按揉列缺穴。此穴在橈骨莖上方，腕橫紋上一寸五分之處。用食指的指腹按揉列缺穴 1～2 分鐘，可以宣肺袪風、舒經通絡。

三、肩頸痠痛

*1.*以掌根或拇指揉壓肩部的斜方肌，拿肩胛肌，各數次。

2.以四指揉鎖骨後緣，按壓肩井穴。

3.以拇指揉壓頸椎旁豎脊肌數次

4.以四指由上至下輕揉胸鎖乳突肌數次，再按壓天柱穴、風池穴、完骨穴等。

5.以拇指或掌根揉壓胸椎旁和肩胛骨內緣的肌肉各數次，再按壓肺俞穴、心俞穴、膏肓穴等。

6.以拇指揉壓岡下肌和大小圓肌由下至肩峰各數次，按揉肩關節附近各肌群，再按壓天宗穴、肩貞穴、肩髃穴、肩髎穴等。

7.做肩頸部的關節活動並叩打，最後輕擦肩頸結束。

四、腰痛

1.選取位於腰椎左右兩側的腎俞穴、大腸俞穴、關元俞穴，此為緩解腰痛的三大特效穴位。

2.腰痛時，為緩和腹部肌肉的緊張症狀，可以加上臍部左右的天樞穴。

3.腰到腳間也會疼痛，可以加上腳部的承山穴和解谿穴。

五、嘔吐

1.以拇指直推膻中穴 1～3 分鐘。

2.以拇指分別自中脘穴至臍向兩旁分推 30～50 次。

3.以手掌順、逆時針摩腹各 1 分鐘。

4.以拇指按揉足三里穴、內關穴各 1 分鐘。

六、眩暈

先用按、拿、揉等手法放鬆頸椎兩側及肩背部肌肉群，以改善頭頸部的供血。再應用點按、點揉手法於可以減輕眩暈的重要穴位，例如風池穴、風府穴、大椎穴、肩井穴、天宗穴等。最後擦頸背部，搓肩部以及前臂部數次。

七、痛經

1. 用手掌根推揉腰骶部以及脊椎的兩側，再用拇指重點三焦俞穴、腎俞穴、氣海俞穴、關元俞穴、次髎穴。

2. 用手掌橫擦腰骶部，須有熱感，再用雙手多指拿捏腰骶部兩側，以痠脹舒適感為佳。

3. 用手掌順時針摩小腹部。

4. 用雙手拇指在下腹部的任脈交替按壓，再多指拿提在任脈 3～5 遍。

5. 用手指揉按氣海穴、關元穴、子宮穴。

6. 用手掌輕揉推下腹部 5～7 遍。

7. 用手多指柔和的拿捏下肢三陰經 3～5 遍。

8. 用手指按壓氣海穴、三陰交穴，以痠脹舒適感為佳。

八、頭痛

1. 用一指推法，自印堂穴開始，向上至前額髮際，再沿線推到頭維穴、太陽穴、魚腰穴、攢竹穴，最後回到原來的印堂穴，如此重複 3～5 遍。

2.按揉印堂穴、攢竹穴、太陽穴、百穴等。

3.用擦法自印堂穴向上沿前髮際至太陽穴，如此重複3～5遍。

4.以一指推法沿頸部自天柱穴、風池穴、肩井穴、大杼穴依次上下，如此重複推 3～5 遍。

5.按壓風府穴，拿捏天柱穴、風池穴、肩井穴。

6.以手指揉頭頂的督脈，然後再以不同手指，分別在頭兩側的膀胱經和膽經上，由前向後用拿捏法3～5遍。

7.以拇指推擦頸部的兩側，從翳風穴到缺盆穴 1～2分鐘。

8.以手指在頭兩側的頭維穴、率谷穴、角孫穴、天衝穴處按揉 2～3 分鐘。

9.最後自印堂穴、睛明穴、迎香穴、水溝（人中）穴、承漿穴，用雙手同時向兩外側依次分推到耳前，接著再按壓太陽穴及拿捏合谷穴而停止。

九、失眠

1.以中指點按睛明穴 3～5 次後，再用推法自印堂穴沿眉棱骨與前額向兩側兩太陽穴分推，操作5～10 分鐘。

2.以拇指按揉太陽穴，再用四指推擦腦後部自風池穴至頸部兩側，重複兩遍。

3.以雙拇指尖點按百會穴。

4.用手指分別置於頭部督脈、膀胱經及膽經上，自前

髮際推向後髮際 5～7 次，然後沿兩側之胸鎖乳突肌拿捏 3～5 次。

5.按揉心俞穴、脾俞穴、腎俞穴，關元俞穴，最後再點按神門穴、足三里穴與三陰交穴。

十、腹瀉

以拇指或並用食指與中指旋轉按揉，選取曲池穴、合谷穴、中脘穴、天樞穴、關元穴、足三里穴、胃俞穴、脾俞穴、大腸俞穴、腎俞穴等。

十一、便秘

*1.*手掌摩神闕穴順逆各 50 次。

*2.*中指點揉天樞順逆各 50 次。

*3.*揉按足三里穴、上巨虛穴各 1 分鐘。

十二、視力保健

適用於保養假性近視或預防近視眼度數的加深。將兩眼自然閉上，依次按摩以下的穴位，手法宜輕緩，但需有痠脹的感覺。

*1.*揉天應穴：用雙手大拇指輕輕揉按天應穴（眉頭下面、眼眶外上角處）。

*2.*擠按睛明穴：用一隻手的大拇指輕輕揉按睛明穴（鼻根部緊挨兩眼內眥處）先向下按，然後再向上擠。

*3.*按太陽穴、輪刮眼眶：用手拇指按壓太陽穴，然後食指彎屈以第二節內側面輕刮眼眶一圈，由內上至外上，再由

內下至外下，按摩涵蓋的眼眶周圍穴位有攢竹、魚腰、絲竹空、瞳子髎、承泣等。

4.揉四白穴：用手食指揉按面頰中央部的四白穴。

十三、落枕

1.中、食、無名指併攏，在肩頸部疼痛處尋找壓痛點，一般多在胸鎖乳突肌與斜方肌等處發現壓痛點，在壓痛點上，由輕到重按揉 5 分鐘左右。

2.用小魚際在肩頸部從上到下、從下到上輕快迅速擊打 2 分鐘左右。

3.用拇指和食指拿捏左右風池穴、肩井穴 1～2 分鐘。

4.用拇指或食指點按落枕穴（指掌關節後 5 分處，手背第 2、3 掌骨間），持續 2～3 分鐘，須有痠脹的感覺。

5.最後將頭頸部前屈、後仰、左右側偏及旋轉等，此動作應緩慢進行，切不可用力過猛。

十四、自我保健按摩

1.雙手分推前額頭。

2.揉印堂。

3.按揉太陽穴。

4.按揉天柱穴與風池穴。

5.點壓大椎穴。

6.揉按壓百會。

7.拿捏內關穴與外關穴。

8.按壓合谷穴。

9.捏揉神門穴。

第八章　養生健身法

　　《黃帝內經》論述：「恬淡虛無，真氣從之，精神內守，病安從來。」東漢以前，很多文人武士都會透過靜養，於行住坐臥中作為一種普通的健身術。後梁武帝時，達摩傳下洗髓、易筋等法。唐代有臨濟、密宗兩派，相繼傳出氣功、八段錦、金剛十二式、羅漢十八法等，之後派別迭出，不勝枚舉。傳統的養生健身活動，有益於人體的氣血運行、臟腑協調、經絡疏通、筋骨強化等，進而可以預防疾病、延年益壽。故古人多用於抵抗疾病及減緩衰老的自我身心鍛鍊養生法。每一種養生法都是身、心、息並調，精、氣、神並練。因此，練習養生健身活動者，必先放鬆肢體、安定精神、清淨意念，這正能表現出《黃帝內經》所說：「主明則下安，以此養生則壽」。養生健身法的發展已具有悠久的歷史，其種類繁多、包羅萬象，本章節介紹幾種功法，不但功效好，又容易學習，更易使讀者持之以恆的長期鍛鍊用於養生與健身。

第一節　站樁

　　《黃帝內經》記載：「呼吸精氣，獨立守神，骨肉若一，故能壽蔽天地。」這主要內容是「呼吸」、「獨立守神」，練氣功處於放空、入靜、調息、肌肉骨骼放鬆的狀態，可促使中

樞神經及交感神經系統作用，例如助於減緩交感神經系統的緊張性，而改善焦慮、沮喪的情緒。而情緒的改善，可使體內生化參數最佳化，進而形成良性的循環。氣功的調息採用腹式呼吸，此可按摩內臟以增加養分的傳送及循環能力。氣功亦有「意到氣到」、「氣到血到」的功效，即是氣所到之處活絡微循環而改善局部血循環，增加細胞活力，增加免疫力。根據科學研究報告，氣功的功效有：延緩腦血管生理性衰退，增加心肺功能，改善肺部換氣障礙，降低心跳速率，減少心臟負載，減少脈壓差，使脈管壁彈性相對穩定而改善心輸出量，改善肢體末端微循環血流，促進肝臟血液循環，改善老年人性機能衰退，改善慢性疼痛。因此，長期規律的氣功鍛鍊除可提高神經系統的協調能力，幫助放鬆、消除緊張狀態，亦能疏通經絡，調和氣血。

站樁功為氣功法之一，是我國古代養生術的一種，主要功用是透過剛柔、虛實、動靜、鬆緊交互的原理和陰陽相交、水火既濟的功用，產生一種動靜相兼，內外溫養，用於防病治病、健身延年益壽的功法。因此，站樁功是形、意、氣、力相互聯繫、相互制約、平衡陰陽的整體性活動。其中「形」即是姿勢，「意」即是意念活動，以形取意，以意象形，意自形生，形隨意轉。當練功時，形與意相互配合，則力不練自生，而氣不運自行。

站樁功具有補氣養生之功能，初學者相當易學，只需站好

姿勢如樹椿，自然呼吸、全身保持鬆而不懈且緊而不僵。初學者只要規律練習，雖然沒有入靜，也可收到較好的效果。站椿功適用於腸胃、肝臟、心臟、肺臟、神經系統、關節等不適者，血壓高、半身不遂等多種慢性疾病的養生照護。練功不拘時間、地點、條件，不論行、站、坐、臥，隨時隨地都可以進行。

一、站椿功的姿勢

站椿功的姿勢可分為站式、坐式、臥式、行走式、半伏式等類，各類中又可包含數種姿勢，簡介如下。

㈠**站式**

站式練功的姿勢較多，可以應用的範圍也比較廣。初學者只要身體沒有嚴重疾病，都可採站式練習。

1. 提抱式

兩腳八字形分開，廣度與肩寬，兩腳著地平均用力，全身力量放於腳掌。兩膝微曲，但不超過腳尖。上身保持正直，雙臂半圓，肩稍後張，使心胸開闊，呈挺拔姿勢。手指相對，但相隔約三拳，置於臍下，掌心朝上。眼睛可以微閉或自然睜開，嘴微張。全身放鬆但不懈，心情保持平靜。

2. 扶按式

兩臂稍起，手指分開稍彎曲向斜前方，雙手置於臍處，掌心向下偏外。有如扶按在飄浮水中的大氣球上，其他的要求與提抱式相同。

3.撐抱式

兩臂抬高至胸前但與胸相隔約 30 公分，肩部放鬆，肘關節微下垂，手指分開，掌心向內有如抱物狀。其他的要求與提抱式相同。

4.分水式

兩臂稍彎曲並向左右側伸展，雙掌在臍橫線以下，手指分開，掌心朝前有如分水一般。其他的要求與提抱式相同。

5.休息式

(1)雙掌反背貼於腰部，其他的要求與提抱式相同。

(2)兩臂抬起，兩肘彎曲，搭扶在相當於胸高的欄杆上，兩腳前後微微分開，前腳著地，後腳僅以腳尖點地，兩腳可以輪換。

(3)臀部輕靠桌邊，腳跟並立且提起，雙掌反背貼於腰部做休息式。

(4)左手扶桌或椅背，右掌反背貼於腰部。左腳在前，腳掌著地，膝蓋微曲；右腳在後，腳跟微微提起。全身重量主要放於前腳，後腳於放鬆狀態。手與腳的姿勢皆可輪換。

㈡坐式

坐式練功適用於病情雖然較重，但身體又有一定負擔能力（如重關節炎者），它也可作為以站式練功的輔助功法。

1.端坐椅邊，上身挺直，閉目，嘴微張。兩腳平行或八字分開著地，兩膝彎曲約九十度，雙手放於大腿根部，手

指向斜前方，臂半圓，全身放鬆。

2.兩腳向後收，腳跟離地，兩膝彎曲約四十五度，雙手放於大腿根部，指尖向斜前方，其他的要求與上述相同。

3.兩腿前伸，膝微曲，腳跟著地，腳尖回勾，雙手放於大腿根部，其他的要求與上述相同。

㈢臥式

臥式練功適用於重病，或不適宜起床的患者，也可作為以站式或坐式練功的輔助功法。

1.身體仰臥，閉目，嘴微張，兩腿平直分開但不超過肩的寬度，雙手置於小腹上，肘著床，全身放鬆。

2.雙手放於身體兩側，掌心向下，肘著床。其他的要求與上述相同。

3.兩臂抬至胸前做抱物狀，肘著床，兩膝微微彎曲，其他的要求與上述相同。

4.雙手放於身體兩側，兩腿平直分開，足尖前伸下壓，其他的要求與上述相同。

㈣行走式

行走式練功多作為輔助功法，但對肝臟患者，練功初期多與站式合併使用。

1.兩手插上衣袋內，拇指露出，兩腿微曲，雙肩向後舒張，上身微後倚，待全身有輕鬆舒適的感覺時，一隻腳開始做欲動欲止，欲止欲動的前移，當邁出左腿時，頭自然右

歪，使上下呈一斜式的舒展，左右腳交替前進。

2.雙掌反背貼於腰部，其他的要求與上述相同。

㈤半伏式

半伏式練功對於消化系統不適者有不錯的效果，可作為主要或輔助功法。

1.雙手扶按在椅背上，閉目，左腳在前稍彎曲，右腳在後自然伸直，臀部後倚，腹部放鬆，頭部可輪換向左右側偏，兩腳可交替。

2.兩腳平行分開，兩膝微曲，其他的要求與上述相同。

3.將棉被攤於床沿，兩腳平行分開，兩臂半圓撐開扶於棉被上，手半握拳，下額置於拳上，其他的要求與上述相同。

二、站樁功的注意事項

隨著身體狀況的不同，在練習過程中會有不同的感覺，一般練習十天左右就能感受到站樁的好處，而且這種感覺會隨著練功逐日增加。有的練習幾天後，會有肌肉震顫、疼、痠、麻、脹等現象，這多半是肌肉運動障礙、氣血不通暢、過度疲勞等所致。只要防止過度疲勞，注意舒適，力求放鬆，避免僵硬緊縮，漸漸地就會氣血暢通，肌肉靈活，使以上現象逐漸消除。不覺疲勞的規律顫動，是經絡和氣血閉塞已經消除的好現象，只要順其自然即可。關於流眼淚、打哈欠、飽嗝、腹鳴、

蟻走等現象，都是練功過程中的自然現象，身體的不適緩解後，自然會消失。練功的注意事項分述如下。

　　1.練功前，應排除大、小便，並把衣扣腰帶鬆開。練功開始，可將頭微向後仰。兩臂上舉，兩腳跟隨著身體的左右微擺、微轉輪換著地或離地，使身體挺拔，然後再放鬆沉靜片刻，準備正式練習。練功結束時，可雙手扶膝順向或逆向轉動數次，然後兩臂做數次斜前後的擺動，亦可以按照第八章按摩推拿方法按摩。

　　2.飯前、飯後一小時內不宜練習。

　　3.切勿操之過急，宜循序漸進。初學者練習時間的長短，可由自己身體狀況決定，一般身體較好者，可自每次練習 10 分鐘開始，身體虛弱者，可自 5 分鐘開始，然後逐漸延長。若有需求，練習中可以休息一下再繼續。規律練習時間久了，每次可延長至40分鐘，甚至 1 小時以上。每天可進行2～3次練習功，但不超過 5 次。練習時間長短及次數多少，以不超過身體的負擔為原則。如此才能達到全身舒適、氣血通暢、心神得養、筋骨健壯的目的。

　　4.站樁不僅是可以養生強健的運動，也可以鍛鍊意志。練習時必須心神安寧，摒除雜念，達到「神不外溢，力不出尖，意不露形，形不破體。」對於慢性疾病者，需要長期且規律的積極練習，才能有效果。

　　5.站樁功後的身體反應：由於每個練習者的體質不

同，感受也不同，所出現的身體反應也就有差異，普遍的反應如下。

(1)初學者會感到手臂、腿有痠痛，胸部緊繃等，這些是正常的反應，可以於練習中增加休息的方式緩解，並多練習全身放鬆，或按摩肢體。

(2)如果感到躁急煩亂，不必勉強練習，可以睜開眼，原地休息片刻或散散步，待心情安定後再繼續練習。

(3)如果感到呼吸不順暢，大多是憋氣、未能放鬆胸部和腰胯所引起，可暫停以矯正姿勢、調整呼吸，待呼吸順暢後再繼續練習。

(4)如果感到睏鈍，雖是正常反應對身體無損，但練習時最好能神光內斂、怡然自得，所以應逐漸改正。

(5)閉目練習時，身體的輕輕搖動有益無害，但搖動過甚就容易發生偏差，特別是前後搖動。如果搖動過甚時，可把眼睜開，並用意念制止，對前後搖動亦可用意念引導，改為左右輕微搖動。

(6)初練習時會出現食量增加，過一個時期即可恢復正常，但宜選擇對健康有益的食物。唾液亦會增多，這對身體有好處，但應徐徐吞下。

(7)身體感到有如蟲爬、蟻走、肌肉跳動、身體顫抖、腸鳴、打嗝、噯氣，稍一活動骨關節吱吱作響等，都是正常反應，可以聽其自然。

(8)練習一段時期後，手會有氣感，自覺手腳變粗、變重，指尖跳動，腋下出汗，體內發熱，遍身類似實行針灸治療的感覺，但非常舒適，這是練習有進步的反應，但會因體質不同，出現有早有晚，不可一味強求。

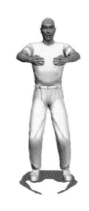

站樁功圖

第二節　放鬆功

放鬆功是 50 年代氣功師蔣維喬將氣功與靜功結合而發展，藉由有步驟、有節奏的依序注意身體部位，並默念「鬆」字的方法，逐步地鬆弛肌肉骨骼，使緊張與鬆弛趨於平衡。同時使注意力逐步集中，心神安寧，以活化氣血，調和臟腑，疏通經絡。

一、放鬆功的方法

可分成四類，如下所述：

㈠三線放鬆法

將身體分成兩側、前面、後面三條線，由上而下依次進行放鬆。注意力至每一個部位，默念「鬆」，從第一條線開始，待放鬆第一條線後，繼放鬆第二條線，再放鬆第三條線。

第一條線：從頭頂→頭部兩側→頸部兩側→肩部→上臂→肘關節→前臂→腕關節→兩手→十個手指。

第二條線：從頭頂→面部→頸部→胸部→腹部→兩大腿→膝關節→兩小腿→兩腳→十個腳趾。

第三條線：從頭頂→後腦部→後頸部→背部→腰部→兩大腿後面→兩膝窩→兩小腿→兩腳→兩腳底。

㈡局部放鬆

依據三線放鬆的原則，單獨放鬆身體某一部位，默念「鬆」20～30次。

㈢分段放鬆

將身體分為若干段，自上而下進行分段放鬆。注意力至每一段時，默念「鬆」，周而復始，放鬆2～3個循環。

頭部→兩肩兩手→胸部→腹部→兩腿→兩腳。

頭部→頸部→兩上肢→胸腹背腰→兩大腿→兩小腿。

㈣倒行放鬆

將身體分為前後兩線進行倒行放鬆，前後倒行放鬆，做2～3個循環。

腳底→腳跟→小腿後面→兩大腿後面→尾骶→腰部→背

部→後頸→後腦→頭頂。

　　腳底→腳背→小腿兩膝→大腿→腹部→胸部→頸部→面部→頭頂。

二、注意事項

　　1.三線放鬆適用於初學習養生健身法的健康人或病人。局部放鬆適用於已熟練三線放鬆，而某些部位需要加強放鬆者，如胃病、哮喘、頭痛等，可以放鬆胃、氣管、頭部。分段放鬆適宜初練習者對三線放鬆感到部位太多，執行困難。倒行放鬆適宜於氣血虧虛，神疲乏力，中氣下陷的人。

　　2.練習時姿勢可以根據病性，自行選用坐、仰臥、側臥、站立。

　　3.可以是自然呼吸，也可以吸氣時專注放鬆部位，呼氣時默念「鬆」。

　　4.對放鬆部位的專注範圍不宜過大，放鬆功後如能配合動功，則效果較佳。

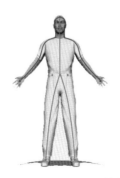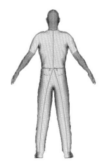

放鬆功圖

第三節　內功健身八法

內功健身八法出自於《傷科秘要》，據說為海和老僧所傳。此功法適用於年老、體虛者，或慢性疾病患者。內功健身八法，如下所述。

一、吸氣法

午夜 11 時至次日清晨 1 時，可依據實際情況改在早晨 5～6 時，面朝東盤腿而坐，慢慢地深呼吸，將吸入的新鮮空氣送到小腹部丹田處，重複 3 次。

二、叩齒法

將眼睛閉起來，然後輕叩牙齒 36 次，這樣可以免除牙齒疾病。

三、嚥津法

閉嘴並將舌頭用力抵住上顎部，等待唾液分泌至滿口時，用力嚥下並發出聲響，重複 7 次，可以消除體內的火氣。

四、運膏肓

膏肓穴在身體背部脊椎左右各旁開3寸，相當於第4胸椎棘突下水平線處。將手越過對側肩部至膏肓穴，用手指旋轉按壓 7 次，可以預防疾病，如感冒。

五、摩內腎

將兩手掌相互用力搓熱，然後用搓熱的手掌在背部的腎臟摩擦 36 次，可以預防或減輕腰痛。

六、擦丹田

用左手托住陰囊或會陰部，右手掌反覆摩擦小腹部的丹田
處 36 次，再換手交替摩擦 36 次。

七、摩夾脊

將兩手掌相互用力搓熱，然後用搓熱的手掌在夾脊穴反覆
摩擦 36 次，可以防止遺精與白帶過多。夾脊穴位在腰骶部，
第 3 腰椎旁。

八、擦湧泉

用手掌反覆摩擦腳底的湧泉穴處，兩腳各 36 次，可以去
除心火，預防因邪火而發生的各種疾病。

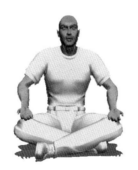

內功健身八法圖

第四節　易筋經

易筋經，是自南北朝梁武帝流傳至今的千年健身鍛鍊法，
亦是骨傷與推拿醫生常用的養生健身法之一。「易」為變化、

為活動，「筋」泛指筋骨、肌肉，「經」指的則是方法。易筋經的特點是姿勢舒緩自然，動作以肢體屈伸、俯仰、扭轉為重點，四肢關節極力伸展，如此以達到伸筋拔骨的鍛鍊效果，但為靜止性的肌肉收縮。易筋經是藉由活動筋骨與肌肉，使肢體獲得鍛鍊，可以促使筋骨與肌肉變得更結實與強壯。易筋經的鍛鍊須全身自然放鬆、動隨意引、意隨氣行，所以動作須與呼吸配合，呼吸以舒適自然為宜，不可以一味用力。當全身肌肉收縮用力，可以通過意念、氣息來調節肌肉與筋骨的緊張力。常練此功，會使肌肉韌帶具有彈性，當收縮及舒張的能力增加，會促使全身經絡與氣血通暢、五臟與六腑調和，還可以使肥胖者消除身體過多的脂肪，強腰固腎，解除腰痠腿軟。易筋經適於慢性疾病患者的健康維護，對老年者可以延緩老化，可以防止老年性肌萎縮，促進血液循環，調整及加強全身營養和吸收。

一、易筋經招式

共有二十二式，主要是以一定的姿勢，藉由呼吸誘導，採取用力和鬆沉的肢體活動配合。故練功時，必須採用一定的肢體姿勢，心平氣和、鬆靜自然，意守丹田，調整呼吸。近代流傳的易筋經多取於導引內容，亦衍生出多種樣式，而流傳較廣的是清代潘蔚整理編輯的《易筋經十二勢》。其內容有：「雙掌躋按混元一氣之勢、拇指躋身、握固雙拳垂緊、前分平舉、上舉流注全身、耳拳、蹺趾、平拳、鼻拳、山拳、臍拳氣吞丹

田、如釋千金。」

(一)雙掌蹻按混元一氣之勢

　　眼睛直視前方，兩腳平行與肩同寬，兩肩垂下，手肘微彎曲，兩掌心朝下，十指尖朝前。吸氣至腹部，同時將兩掌微微向上提起，兩掌不可超過腰際。吐氣時，兩掌慢慢往下按，十指尖朝前並往上翹，全神貫注指掌之間，動作須緩慢，至極度後，放下手指，提起掌根，回復原狀。重複四十九次，即「四十九按蹻」。

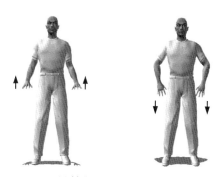

易筋經之雙掌蹻按圖

(二)拇指蹻身

　　採站立姿勢，兩腳分開與肩同寬，雙肘微彎曲，雙手置於大腿前但不貼靠身體，兩手大拇指外展，餘四指為彎成拳狀，拳背朝前。每數一次，拳緊握一次，大指翹至極度，手不能用力，如此重複數四十九次，即四十九蹻也。

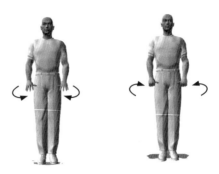

易筋經之拇指蹻身圖

㈢握固雙拳垂緊

採站立姿勢，兩腳分開與肩同寬，雙手自然下垂，雙肘微曲，肘尖朝後，虎口朝前。每數一次，全臂之力往下貫注於拳，肘於此時伸直，拳握緊一次，如此重複數四十九次，即四十九緊也。

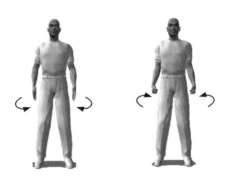

易筋經之握固圖

㈣**前分平舉**

採站立姿勢，兩腳併攏，兩手向上平舉且與肩同高，雙掌握拳，虎口朝上。每數一次，肩向前探出，手臂伸直，拳握緊一次，如此重複數四十九次，即四十九緊。

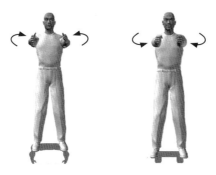

易筋經之前分平舉圖

㈤**上舉流注全身**

採站立姿勢，兩腳併攏，兩手上舉置於耳旁，但不貼住耳，兩拳相對，虎口朝後，頭微微向上仰。每數一次，拳握緊一次，觀想如拉單槓，兩腳跟向上抬高，腳跟放下宜緩慢，以免傷及心、腦，如此重複數四十九次，即四十九緊。

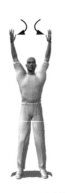 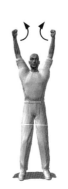

易筋經之上舉圖

㈥耳拳

採站立姿勢，兩腳分開與肩同寬，兩手上舉，兩肘彎曲向內且與肩同高，兩拳置於兩耳旁，但不貼住耳朵，虎口朝肩，拳心朝前。每數一次，肘尖用力往後，上臂微微舉高，前臂用力向內，拳握緊一次，如此重複數四十九次，即四十九緊。

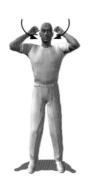 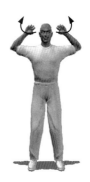

易筋經之耳拳圖

㈦**蹺趾**

採站立姿勢,兩腳分開與肩同寬(亦可併攏),腳尖離地,腳跟著地,兩臂橫向伸直與肩同高,兩手握拳,虎口朝上。每數一次,擴胸一回,兩拳握緊一次且往上、往後用力,如此重複數四十九次,即四十九緊。

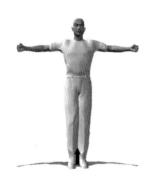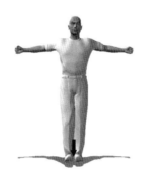

易筋經之蹺趾圖

㈧**平拳**

採站立姿勢,兩腳分開與肩同寬(亦可併攏),兩手平舉於胸前與肩同高,雙掌握拳,虎口向上。每數一次,腳跟提高二寸,拳握緊一次,如此重複數四十九次,即四十九緊。

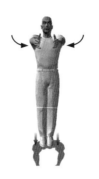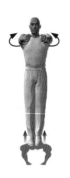

易筋經之平拳圖

(九)**鼻拳**

　　採站立姿勢，兩腳分開與肩同寬（亦可併攏），兩手上舉，兩肘彎曲向內且與肩同高，兩拳置於鼻兩旁，但不貼住鼻與臉，虎口朝肩，拳心朝前。每數一次，拳握緊一次，有如提著重物向上翻提，如此重複數四十九次，即四十九緊。

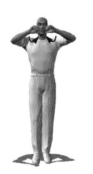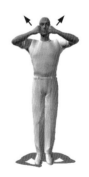

易筋經之鼻拳圖

（廿）**山拳**

採站立姿勢，兩腳分開與肩同寬（亦可併攏），兩手向上提起，兩肘與肩同高，兩掌握拳，虎口遙對兩耳，掌心朝前。每數一次，拳握緊一次，並微微向上舉，肘尖往後用力，如此重複數四十九次，即四十九緊。

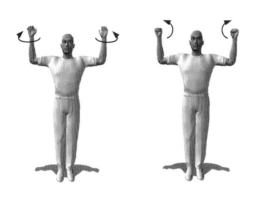

易筋經之山拳圖

（廿一）**臍拳氣吞丹田（收式一）**

採站立姿勢，兩腳分開與肩同寬（亦可併攏），兩掌置於肚臍前，但不貼肚臍，兩手大拇指外展，餘四指彎成拳狀，拳背朝前。每數一次，拳緊握一次，大指翹至極度，如提千斤，但不可聳肩，數畢吞氣一口，隨津液將意念送至丹田，連續吞送三口氣，如此重複數四十九次。

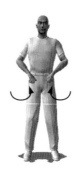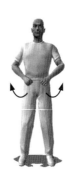

易筋經之臍拳圖

㈤如釋千斤（收式二）

採站立姿勢，兩腳分開與肩同寬，兩手垂下，繼而兩掌向前、向上，如端舉重物至與肩同高，腳跟微微提高5～6公分，以助手部上端之力，再將兩手握拳，舉起過頭，同時用力挫下，三舉三挫，再將左右腳踩空蹬，先左後右各三蹬，腳跟落地後，腳尖要向上一蹺，如此可以舒展緊繃筋脈、活絡血脈。

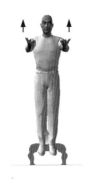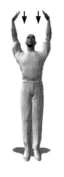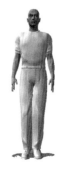

易筋經之如釋千斤圖

二、易筋經之注意事項

練習易筋經者，平常可以靜坐，亦可以「八段錦」功法保持，「八段錦」請見下一節。練習期間，最好不要食用冰涼飲料、食品，每次練完一小時後才能洗溫水澡。初學者可由每回七、十四、二十一次，逐漸累積練習到增至四十九次。針對易筋經研究發現，心跳、心功能和心血管功能指標都有改善的變化，體能及肌力也有明顯的促進作用，因此易筋經能夠強筋骨、增加體力、減緩衰老，對於一般的神經衰弱、高血壓、心血管疾病、關節炎等，亦有良好的保健強身效果，但須持之以恆的練習。

第五節 八段錦

據說八段錦為宋朝岳飛與梁世昌所傳，至今已有八百多年的歷史，古人視之為除病保健的導引功法，流傳很廣泛，也深受民眾喜愛。八段錦是一套獨立而完整的拔筋動作與行氣健身功法，共有八招，如「錦」緞般優美、柔順的動作組成，錦又是古代極為上等的絲織品，用於此功法乃取其珍貴之意，故中國傳統的養生保健運動中，八段錦乃為一項極珍貴的健身功法。八段錦簡單易學，練習後，會覺得全身和暖、心靈輕鬆、百脈流暢，非常舒服。一般人若覺得身體倦怠、睡醒後、打坐後要緩緩行開血脈，這套功夫非常適宜。

八段錦兼具外練「筋、骨、皮」與內練「精、氣、神」的

作用，屬於氣功的「導引術」。所謂導引，就是透過調整呼吸來疏導血氣，使之暢通且調和，有益於舒展、柔韌及按摩內臟之作用。故練習八段錦需要調整呼吸，呼吸宜採深、緩、勻、長的腹式呼吸，再結合意念的調適，集中精神於身體內部運轉的變化，以達成呼吸、意念、動作的一致性。八段錦的練習法有用力與不用力兩種。練習用力的八段錦，動作須以意來運行肢體，所以從全身微力與凝神開始，用呼吸、觀想、搖擺、舒展等方法來鍛鍊臟腑，以達到調理氣血、暢通經脈、靈活筋骨及預防保健的功效。練習不用力的八段錦，身體肌肉放鬆，動作要配合呼吸，以肢體動作促進體內氣血的運轉，以達養生防病之功效。

一、八段錦的招式與作用

㈠預備動作：甩手

*1.*身體自然站立。

*2.*身體向左扭轉，重心移至左腳，左腳尖抬起，右手向上甩至左肩、左手甩到右後腰。

*3.*左右交替為一次，重複 16 次，由慢而快，再由快而慢，以身體舒緩為考量。

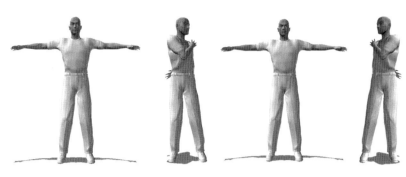

八段錦之預備動作圖

㈡雙手托天理三焦：拉長脊椎、頸肩，擴胸，調理氣血，穩定情緒

*1.*自然站立，雙手掌心向上，中指相接置於小腹前。

*2.*吸氣，雙手上提至胸口高度；吐氣，雙掌翻轉掌心向下回到開始動作。

*3.*吸氣，雙手上提至眼前，翻掌，上提到頭頂，手臂伸直雙手托天，兩眼向上看，腳跟微微離地，維持3～5秒。

*4.*吐氣、兩手分開像抱一顆球，緩緩向下。

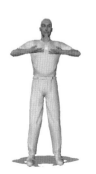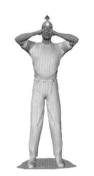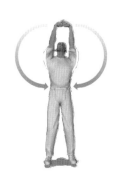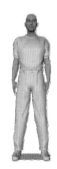

八段錦之雙手托天理三焦圖

㈢左右開弓似射鵰：減輕胸悶與肩頸痠痛

*1.*跨馬步，雙手握拳相接提至胸前，掌心向內，虎口朝上。

*2.*左手比出「七」的姿勢（食指與拇指垂直，其餘三指內收），右手維持握拳。

*3.*吐氣，左手向左推出伸直，眼看食指尖，右手拉至右胸側，觀想正在拉弓箭，維持 3～5 秒。

*4.*吸氣，左手握拳收回。

*5.*左右交替為一次。

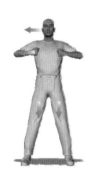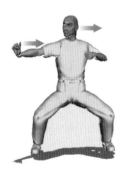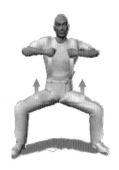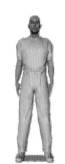

八段錦之左右開弓似射鵰圖

㈣調理脾胃須單舉：加強脾胃功能，改善胃酸過多、手腳冰冷、四肢痠痛

*1.*自然站立、雙手掌心向上，中指相接置於小腹前。

*2.*吸氣，兩手上提至胸口高度；吐氣，雙掌翻轉向下，回到開始的動作。

3.吸氣，兩手上提至胸口高度，右掌心翻轉向上，左掌心向下。

4.右掌提至頭頂，成為托天姿勢，雙眼注視右掌；左掌下壓如按地。

5.吐氣，右掌伸直由右外側慢慢放下，頭回正，雙掌下垂放鬆。

6.左右交替為一次。

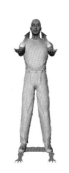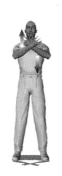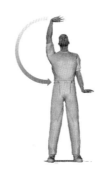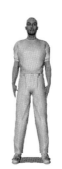

八段錦之調理脾胃須單舉圖

㈤五勞七傷往後瞧：緩解肩頸僵硬、落枕

1.自然站立，雙手掌心向上，中指相接置於小腹前。

2.吸氣，兩手上提至胸口高度；吐氣，雙掌翻轉向下壓。

3.兩手慢慢放下，同時頭慢慢轉向左側，朝左後腳跟看，維持 3～5 秒。

4.身體放鬆回到開始動作。

5.左右交替為一次。

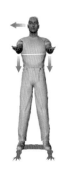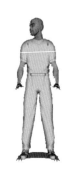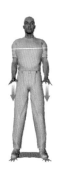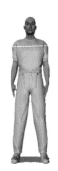

八段錦之五勞七傷往後瞧圖

㈥搖頭擺尾去心火：緩解暗瘡、青春痘、流鼻血、情緒暴躁

　　1.雙腳橫跨一大步，成弓步，上半身維持中正，雙手置於膝上方 15 公分處。

　　2.重心移至右腳，左腳伸直，眼睛直視右前方。

　　3.吸氣，彎腰，眼睛往下看右腳尖。

　　4.身體平行由左移向正中間，重量平均落在兩腳後，吐氣，身體回正，眼睛向前看。

　　5.左右交替為一次。

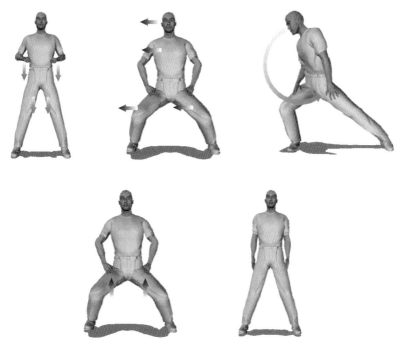

八段錦之搖頭擺尾去心火圖

㈦**背後七顛百病消：提神醒腦，緩解膀胱無力、痔瘡、子宮脫垂**

1. 自然站立，兩腳併攏。

2. 提起腳跟，提臀縮肛，兩手掌向下壓地，暫時憋住呼吸，全身緊繃，約 5 秒鐘。

3. 全身力量突然放鬆，腳掌用力，腳跟蹬地，膝蓋微彎，雙手順勢向前輕輕甩出，同時快速吐氣。

4. 重複 3 次，第 3 次放下腳跟要輕、要慢。

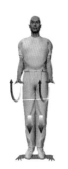 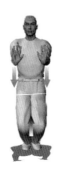 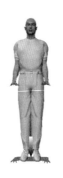 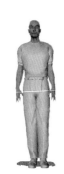

八段錦之背後七顛百病消圖

(八)攢拳怒目增氣力

排出體內濁氣，強化肩部肌肉，增加氣力。

*1.*兩腳分開站立約兩個肩膀寬度，兩手輕輕握拳至腰際，拳心向上，下蹲成馬步。

*2.*右拳向前迅速推出，拳心轉向下，目視右拳，右拳推出，同時發出「喝」的聲音。

*3.*右拳收回，雙手置於腰際慢慢站起來。

*4.*兩手腕交叉於小腹前方，吸氣，由下往上提至頭頂，抬頭眼睛向上看。

*5.*吐氣，兩手往左右兩側畫大圓圈，慢慢放下，回復開始動作。

*6.*左右拳交替為一次。

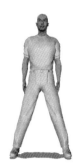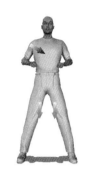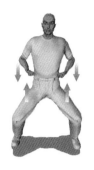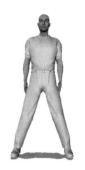

八段錦之攢拳怒目增氣力圖

㈨兩手攀足顧腎腰

伸展腹直肌以及腳內側的經脈，按摩腎臟，預防老化。

1. 自然站立。

2. 吸氣，兩手伸直上舉至頭頂。

3. 雙手交互向上拉伸兩次，拉伸時，觀想手臂向上抓東西不斷拉長。

4. 吐氣，彎腰，手臂慢慢向下碰地，抬頭眼睛向上看。

5. 低頭，慢慢起身，雙手順著雙腿內側慢慢輕撫上移，至鼠蹊部時滑向後腰，雙手托住後腰，身體微向後仰。

6. 身體回正，放鬆。

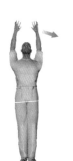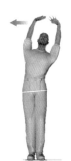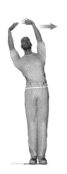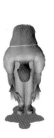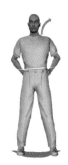

八段錦之兩手攀足顧腎腰圖

二、八段錦之注意事項

　　1. 穿著寬鬆衣物練習。

　　2. 每次練習宜維持 20～60 分鐘，練習時間與運動強度應循序漸進的增加。

　　3. 練習空間只需約一平方公尺，不論室內家居、辦公室、戶外等場所皆可。

　　4. 無特殊禁忌，但吃飯前後一小時內不宜練習，因八段錦鍛鍊較為全身性，而橫膈運動可使胸及腹腔內壓力改變而影響內臟。

　　5. 八段錦需長期規律地練習，才能促進血液循環、調理三焦、強心益肺、固腎壯腰。

　　6. 就練習而言，應先熟練八段錦動作後，再加上呼吸與意念的配合。

　　7. 八段錦練習用力方式，要避免肌肉的局部用力與

一味用力，練習不用力方式，要保持身體肌肉適度的放鬆與呼吸及意念的配合。

附　錄

一、手太陰肺經（Lung Meridian）

1. LU1 中府

2. LU2 雲門

3. LU3 天府

4. LU4 俠白

5. LU5 尺澤

6. LU6 孔最

7. LU7 列缺

8. LU8 經渠

9. LU9 太淵

10. LU10 魚際

11. LU11 少商

二、手陽明大腸經（Large Intestine Meridian）

1. LI1 商陽

2. LI2 二間

3. LI3 三間

4. LI4 合谷

5. LI5 陽谿

6. LI6 偏歷

7. LI7 溫溜

8. LI8 下廉

9. LI9 上廉

10. LI10 手三里

11. LI11 曲池

12. LI12 肘髎

13. LI13 手五里

14. LI14 臂臑

15. LI15 肩髃

16. LI16 巨骨

17. LI17 天鼎

18. LI18 扶突

19. LI19 口禾髎

20. LI20 迎香

三、足陽明胃經（Stomach Meridian）

1. ST1 承泣
2. ST2 四白
3. ST3 巨髎
4. ST4 地倉
5. ST5 大迎
6. ST6 頰車
7. ST7 下關
8. ST8 頭維
9. ST9 人迎
10. ST10 水突
11. ST11 氣舍
12. ST12 缺盆
13. ST13 氣戶
14. ST14 庫房
15. ST15 屋翳
16. ST16 膺窗
17. ST17 乳中
18. ST18 乳根
19. ST19 不容
20. ST20 承滿
21. ST21 梁門
22. ST22 關門
23. 5T23 太乙
24. ST24 滑肉門
25. ST25 天樞
26. ST26 外陵
27. ST27 大巨
28. ST28 水道
29. ST29 歸來
30. ST30 氣衝
31. ST31 髀關
32. ST32 伏兔
33. ST33 陰市
34. ST34 梁丘
35. ST35 犢鼻
36. ST36 足三里穴
37. ST37 上巨虛
38. ST38 條口
39. ST39 下巨虛
40. ST40 豐隆
41. ST41 解谿
42. ST42 衝陽

43. ST43 陷谷   45. ST45 厲兌

44. ST44 內庭

四、足太陰脾經（Spleen Meridian）

1. SP1 隱白	12. SP12 衝門
2. SP2 大都	13. SP13 府舍
3. SP3 太白	14. SP14 腹結
4. SP4 公孫	15. SP15 大橫
5. SP5 商丘	16. SP16 腹哀
6. SP6 三陰	17. SP17 食竇
7. SP7 漏谷	18. SP18 天谿
8. SP8 地機	19. SP19 胸鄉
9. SP9 陰陵泉	20. SP20 周榮
10. SP10 血海	21. SP21 大包
11. SP11 箕門	

五、手少陰心經（HeartMeridian）

1. HT1 極泉	6. HT6 陰郄
2. HT2 青靈	7. HT7 神門
3. HT3 少海	8. HT8 少府
4. HT4 靈道	9. HT9 少衝
5. HT5 通里	

六、手太陽小腸經（Small Intestine Meridian）

1. SI1 少澤   2. SI2 前谷

3. SI3 後谿

4. SI4 腕骨

5. SI5 陽谷

6. SI6 養老

7. SI7 支正

8. SI8 小海

9. SI9 肩貞

10. SI10 臑俞

11. SI11 天宗

12. SI12 秉風

13. SI13 曲垣

14. SI14 肩外俞

15. SI15 肩中俞

16. SI16 天窗

17. SI17 天容

18. SI18 顴髎

19. SI19 聽宮

七、足太陽膀胱經（Bladder Meridian）

1. BL1 睛明

2. BL2 攢竹

3. BL3 眉衝

4. BL4 曲差

5. BL5 五處

6. BL6 承光

7. BL7 通天

8. BL8 絡卻

9. BL9 玉枕

10. BL10 天柱

11. BL11 大杼

12. BL12 風門

13. BL13 肺俞

14. BL14 厥陰俞

15. BL15 心俞

16. BL16 督俞

17. BL17 膈俞

18. BL18 肝俞

19. BL19 膽俞

20. BL20 脾俞

21. BL21 胃俞

22. BL22 三焦俞

23. BL23 腎俞

24. BL24 氣海俞

25. BL25 大腸俞

26. BL26 關元俞

27. BL27 小腸俞

28. BL28 膀胱俞

29. BL29 中膂俞

30. BL30 白環俞

31. BL31 上髎

32. BL32 次髎

33. BL33 中髎

34. BL34 下髎

35. BL35 會陽

36. BL36 承扶

37. BL37 殷門

38. BL38 浮郄

39. BL39 委陽

40. BL40 委中

41. BL41 附分

42. BL42 魄戶

43. BL43 膏肓

44. BL44 神堂

45. BL45 譩譆

46. BL46 膈關

47. BL47 魂門

48. BL48 陽綱

49. BL49 意舍

50. BL50 胃倉

51. BL51 肓門

52. BL52 志室

53. BL53 胞肓

54. BL54 秩邊

55. BL55 合陽

56. BL56 承筋

57. BL57 承山

58. BL58 飛揚

59. BL59 跗陽

60. BL60 崑崙

61. BL61 僕參

62. BL62 申脈

63. BL63 金門

64. BL64 京骨

65. BL65 束骨

66. BL67（足）通谷

67. BL67 至陰

八、足少陰腎經（Kidney Meridian）

1. KI1 湧泉

2. KI2 然谷

3. KI3 太谿

4. KI4 大鍾

5. KI5 水泉

6. KI6 照海

7. KI7 復溜

8. KI8 交信

9. KI9 築賓

10. KI10 陰谷

11. KI11 橫骨

12. KI12 大赫

13. KI13 氣穴

14. KI14 四滿

15. KI15 中注

16. KI16 肓俞

17. KI17 商曲

18. KI18 石關

19. KI19 陰都

20. KI20（腹）通谷

21. KI21 幽門

22. KI22 步廊

23. KI23 神封

24. KI24 靈墟

25. KI25 神藏

26. KI26 彧中

27. KI27 俞府

九、手厥陰心包經（Pericardium Meridian）

1. PCI 天池

2. PC2 天泉

3. PC3 曲澤

4. PC4 郄門

5. PC5 間使

6. PC6 內關

7. PC7 大陵

8. PC8 勞宮

9. PC9 中衝

附
錄

十、手少陽三焦經（Triple Energizer Meridian）

1. TE1 關衝

2. TE2 液門

3. TE3 中渚

4. TE4 陽池

5. TE5 外關

6. TE6 支溝

7. TE7 會宗

8. TE8 三陽絡

9. TE9 四瀆

10. TE10 天穴

11. TE11 清冷淵

12. TE12 消濼

13. TE13 臑會

14. TE14 肩髎

15. TE15 天髎

16. TE16 天牖

17. TE17 翳風

18. TE18 瘈脈

19. TE19 顱息

20. TE20 角孫

21. TE21 耳門

22. TE22 耳和髎

23. TE23 絲竹空

十一、顯少陽瞻經（Gallblader Meridian）

1. GB1 瞳子髎

2. GB2 聽會

3. GB3 上關

4. GB4 頷厭

5. GB5 懸顱

6. GB6 懸釐

7. GB7 曲鬢

8. GB8 率谷

9. GB9 天衝

10. GB10 浮白

11. GB11 頭竅陰

12. GB12 完骨

13. GB13 本神

14. GB14 陽白

15. GB15 頭臨泣

16. GB16 目窗

17. GB17 正營

18. GB18 承靈

19. GB19 腦空

20. GB20 風池

21. GB21 肩井

22. GB22 淵液

23. GB23 輒筋

24. GB24 日月

25. GB25 京門

26. GB26 帶脈

27. GB27 五樞

28. GB28 維道

29. GB29 居髎

30. GB30 環跳

31. GB31 風市

32. GB32 中瀆

33. GB33 膝陽關

34. GB34 陽陵泉

35. GB35 陽交

36. GB36 外丘

37. GB37 光明

38. GB38 陽輔

39. GB39 懸鍾

40. GB40 丘墟

41. GB41 足臨泣

42. GB42 地五會

4m. GB43 俠谿

44. GB44 足竅陰

十二、足厥陰肝經（Liver Meridian）

1. LR1 大敦

2. LR2 行間

3. LR3 太衝

4. LR4 中封

5. LR5 蠡溝

6. LR6 中都

7. LR7 膝關

8. LR8 曲泉

9. LR9 陰包

10. LR10（足）五里

11. LRII 陰廉

12. LR12 急脈

13. LR13 章門

14. LR14 期門

附錄

十三、督脈（Governor Vessel）

1. CV1 長強	15. CV15 啞門
2. CV2 腰俞	16. CV16 風府
3. CV3 腰陽關	17. CV17 腦戶
4. CV4 命門	18. CV18 強間
5. CV5 懸樞	19. CV19 後頂
6. CV6 脊中	20. CV20 百會
7. CV7 中樞	21. CV21 前頂
8. CV8 筋縮	22. CV22 顖會
9. CV9 至陽	23. CV23 上星
10. CV10 靈臺	24. CV24 神庭
11. CV11 神道	25. CV25 素髎
12. CV12 身柱	26. CV26 水溝
13. CV13 陶道	27. CV27 兌端
14. CV14 大椎	28. CV28 齦交

十四、任脈（Conception Vessel）

1. GV1 會陰	7. GV7 陰交
2. GV2 曲骨	8. GV8 神闕
3. GV3 中極	9. GV9 水分
4. GV4 關元	10. GV10 下脘
5. GV5 石門	11. GV11 建里
6. GV6 氣海	12. GV12 中脘

中醫護理

13. GV13 上脘

14. GV14 巨闕

15. GV15 鳩尾

16. GV16 中庭

17. GV17 膻中

18. GV18 玉堂

19. GV19 紫宮

20. GV20 華蓋

21. GV21 璇璣

22. GV22 天突

23. GV23 廉泉

24. GV24 承漿

圖書館出版品預行編目資料

護理／葉美玲，許晴哲，陳靜修著. 一三版.
臺北市：五南圖書出版股份有限公司，
20.02

公分

N: 978-957-763-673-7（平裝附光碟片）

醫治療學　2.保健常識

108015762

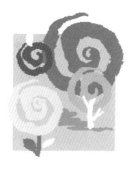

5K74

中醫護理

作　　者 ― 葉美玲(324.1)、許晴哲
　　　　　　陳靜修(266.4)
發 行 人 ― 楊榮川
總 經 理 ― 楊士清
總 編 輯 ― 楊秀麗
副總編輯 ― 王俐文
責任編輯 ― 金明芬、許子萱
封面設計 ― 斐類設計工作室、姚孝慈
出 版 者 ― 五南圖書出版股份有限公司
地　　址：106臺北市大安區和平東路二段339號4樓
電　　話：(02)2705-5066　傳　真：(02)2706-6100
網　　址：https://www.wunan.com.tw
電子郵件：wunan@wunan.com.tw
劃撥帳號：01068953
戶　　名：五南圖書出版股份有限公司

法律顧問：林勝安律師

出版日期：2005 年 5 月初版一刷
　　　　　2011 年 3 月二版一刷
　　　　　2020 年 2 月三版一刷
　　　　　2023 年 2 月三版二刷
定　　價：新臺幣 420 元

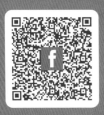